Übertragung und Gegenübertragung

Timo Storck

Übertragung und Gegenübertragung

Ein Leitfaden für die psychotherapeutische Praxis

hogrefe

Prof. Dr. Timo Storck, geb. 1980. 2000–2005 Studium der Psychologie in Bremen. 2006–2008 Wissenschaftlicher Mitarbeiter an der Universität Bremen. 2008–2011 Klinischer Psychologe im Ludwig-Noll-Krankenhaus für Psychiatrie und Psychotherapie sowie in der Klinik für Psychosomatische Medizin und Psychotherapie am Klinikum Kassel. 2009–2015 Wissenschaftlicher Mitarbeiter an der Universität Kassel. 2010 Promotion. 2015 Habilitation. 2014–2016 Wissenschaftlicher Mitarbeiter an der Klinik für Psychoanalyse und Psychotherapie an der Medizinischen Universität Wien. Seit 2015 Professor für Klinische Psychologie und Psychotherapie an der Psychologischen Hochschule Berlin. 2023–2024 Fellow am Käte Hamburger Centre for Apocalyptic and Postapocalyptic Studies an der Universität Heidelberg.

Bibliografische Information der Deutschen Nationalbibliothek
Die Deutsche Nationalbibliothek verzeichnet diese Publikation in der Deutschen Nationalbibliografie; detaillierte bibliografische Daten sind im Internet über http://dnb.dnb.de abrufbar.

Hogrefe Verlag GmbH & Co. KG
Merkelstraße 3
37085 Göttingen
Deutschland
Tel. +49 551 999 50 0
info@hogrefe.de
www.hogrefe.de

Umschlagabbildung: © iStock.com / SDI Productions
Satz: Sabine Rosenfeldt, Hogrefe Verlag GmbH & Co. KG, Göttingen
Druck: AZ Druck und Datentechnik, Kempten
Printed in Germany

1. Auflage 2025

(E-Book-ISBN [PDF] 978-3-8409-3207-6; E-Book-ISBN [EPUB] 978-3-8444-3207-7)
ISBN 978-3-8017-3207-3
https://doi.org/10.1026/03207-000

Inhaltsverzeichnis

1 Einführung

Der Band verfolgt das Ziel, den Nutzen einer Arbeit mit denjenigen Mustern des Beziehungserlebens aufzuzeigen, die sich in der therapeutischen Beziehung zeigen. Dabei wird davon ausgegangen, dass es sich um Aktualisierungen internalisierter Muster handelt. Ihre Betrachtung in der therapeutischen Beziehung liefert die Möglichkeit, diese Muster zu reflektieren und zu verändern.

Allerdings soll nicht nur der Nutzen aufgezeigt werden, sondern es sollen auch konkrete Schritte benannt werden,

- wie die Reflexion der Beziehungsmuster geschehen kann,
- bei welchen Patient:innen sie erforderlich ist und bei welchen sie eine nebengeordnete Rolle spielt und
- welche Evidenz es bislang für diese Art der Arbeit in der Psychotherapie gibt.

Wie noch genauer auszuführen ist, kann man die Beziehung zwischen Therapeut:in und Patient:in in der (ambulanten) Psychotherapie auf drei Ebenen betrachten (z. B. Gelso, 2014): Auf der Ebene der realen Beziehung, der Ebene der Arbeitsbeziehung und der Ebene der Übertragungs-Gegenübertragungs-Beziehung. Diese Unterscheidung ist wichtig: Nicht alles, was sich in der Therapiebeziehung zeigt, ist eine Wiederholung verinnerlichter Muster. Allerdings kann sich die Betrachtung von und die Arbeit mit Übertragung und Gegenübertragung lohnen, um insbesondere die noch nicht erkannten oder noch nicht verbalisierten Aspekte des Beziehungserlebens einzubeziehen.

Merke

In einer Betrachtung der therapeutischen Beziehung können drei Ebenen unterschieden werden: die reale Beziehung, die Arbeitsbeziehung und die Übertragungs-Gegenübertragungs-Beziehung.

Mit den Begriffen Übertragung und Gegenübertragung sind Konzepte berührt, die ihren Ursprung in der psychoanalytischen Theorie haben. Zwei Arbeitsdefinitionen können für die weitere Darstellung herangezogen werden:

- Unter *Übertragung* versteht man die (vor allem) unbewusste Wiederholung internalisierter Beziehungsmuster in aktuellen Interaktionen mit anderen. In einer Psychotherapie kann dies gesondert betrachtet und vertieft werden.

- Unter *Gegenübertragung* versteht man die „Antwort" (in Gefühlen, Vorstellungen, Fantasien) des Psychotherapeuten oder der Psychotherapeutin auf die Übertragungsprozesse des Patienten oder der Patientin. Davon konzeptuell zu unterscheiden ist die *Eigenübertragung* – damit sind eigene Übertragungsprozesse auf Therapeut:innen-Seite gemeint, die weitgehend unabhängig von dem Patienten oder der Patientin auftreten (siehe auch Berger et al., 2024).

Merke

Unter Übertragung versteht man die unbewusste Wiederholung verinnerlichter Beziehungsmuster. Die „Antwort" darauf auf Therapeut:innen-Seite in einer Psychotherapie bezeichnet man als Gegenübertragung.

Prozesse von Übertragung und Gegenübertragung können zentrale Elemente in der psychotherapeutischen Arbeit darstellen, da die Frage, wie jemand sich in Beziehungen zu anderen erlebt, was er dabei fühlt und was er von anderen erwartet, eine große Rolle für die psychische Gesundheit und für das Auftreten psychischer Störungen spielen kann. Auch für therapeutische Prozesse konnte mittlerweile deutlich gezeigt werden, dass die bereits von Strotzka (1975) in einer bis heute oft herangezogenen Definition von Psychotherapie formulierte Annahme, für psychotherapeutische Veränderung sei „in der Regel eine tragfähige emotionale Beziehung" nötig, einen entscheidenden Teil der Psychotherapie ausmacht. Dabei legt die Betrachtung einer förderlich gestalteten therapeutischen Beziehung konkret im klinischen Geschehen auch die Berücksichtigung der internalisierten Beziehungsmuster nahe.

Allerdings ist zu beachten, dass Prozesse von Übertragung und Gegenübertragung von unterschiedlich starkem Gewicht sind, nämlich in Abhängigkeit
- vom Störungsbild,
- von den Behandlungszielen und
- von der spezifischen Indikation und Behandlungsmotivation.

Diese Ebenen sowie die Frage der behandlungstechnischen Einbettung der Arbeit mit Übertragung und Gegenübertragung gilt es im Weiteren genauer zu betrachten.

1.1 Zur Konzeptgeschichte von Übertragung und Gegenübertragung

An dieser Stelle soll ein knapper Überblick über die Geschichte des Konzepts von Übertragung und Gegenübertragung gegeben werden, der helfen soll, einige allgemeine Linien der möglichen Betrachtung zu unterstreichen (für eine ausführliche Darstellung siehe z. B. Gödde, 2016; Storck, 2020b; Parth et al., 2017).

Freud entwickelte das Konzept der Übertragung in der Psychoanalyse in Auseinandersetzung mit seiner Traumtheorie (Freud, 1900, v. a. S. 568) sowie mit den Erfahrungen in Behandlungen. Dabei ist für ihn die Idee einer „Anheftung" zentral: Was dem bewussten Erleben nicht zugänglich werden „darf", weil es unangenehme Affekte hervorrufen würde, heftet sich an „harmlosere" Vorstellungen an, sodass es über diesen Umweg, allerdings in „entstellter" Form, doch bewusst werden kann. Diese „Anheftung" von unbewussten Aspekten des Erlebens an bewusstseinsfähige Vorstellungen nennt Freud „Übertragung".

Beispiel

So ist es beispielsweise für jemanden unerträglich, sich starken Ärger auf eine geliebte Person einzugestehen (z. B. den Vater), mit der Folge, dass dieser Ärger nicht bewusst erlebt werden kann. Da damit der Ärger aus der psychischen Welt nicht verschwunden ist, taucht er an anderer Stelle wieder auf, etwa in Form einer Übertragung auf eine andere Person (z. B. den Chef), wo er im subjektiven Erleben als weniger problematisch empfunden wird (z. B. weniger Schuldgefühle hervorruft).

Dies bezieht Freud (z. B. 1905) dann konkret auf das Beziehungsgeschehen in psychoanalytischen Behandlungen. Es komme dort „regelmäßig" zur Übertragung von Vorstellungen, Affekten, Fantasien u. a. (heute würden wir zusammenfassend sagen: von internalisierten und dann generalisierten Beziehungsmustern) auf den Therapeuten oder die Therapeutin. So komme es zu „Neuauflagen, Nachbildungen" (Freud, 1905, S. 279) von Beziehungen zu den frühen Bezugspersonen.

Freud erkennt zunehmend, dass die Übertragung nicht allein „das größte Hindernis" für Behandlungen ist (eine Annahme, die er macht, weil die Arbeit dadurch komplizierter werde, dass sich heftige Gefühle auf den Behandler richten), sondern zugleich das „mächtigste[.] Hilfsmittel" (Freud, 1905, S. 281). Denn auf diese Weise kann sich etwas in der Therapiebeziehung zeigen, das nicht verbalisiert werden kann, im Erleben von Patient:innen gleichwohl oft eine wichtige Rolle spielt. Dass dies in der Therapiebeziehung besonders deutlich wird, hat mit dem besonderen Setting einer Therapie zu tun: Hier kann gewissermaßen unter einem Brennglas betrachtet werden, was sich für einen Patienten oder eine Patientin auch in anderen Beziehungen zeigt, nämlich eine Aktualisierung internalisierter und generalisierter Beziehungsmuster. Die Therapiebeziehung ist dabei eine Art Spezialfall dessen, wie verinnerlichte Beziehungserfahrungen das aktuelle Erleben leiten – da dies in vielen Fällen gerade die „problematischen", also mit unangenehmen Affekten oder negativen Erwartungen verbundenen Aspekte des Erlebens sind, wird der Vorgang einer Übertragung ein relevantes Feld für Psychotherapie.

Konzeptionen generalisierter Beziehungsmuster haben ferner eine Verbindung zum Konzept der Bindungsrepräsentation bzw. dem Bindungsstatus. Auch die Bindungsrepräsentation (sicher, unsicher-vermeidend, unsicher-ambivalent, desorganisiert) kann mit dem in Verbindung stehen, was sich in der therapeutischen Beziehung als eine Art von Aktualisierung zeigt und verändert werden kann (z. B. Tmej et al., 2018). Da sich die überwiegende Zahl der theoretischen und empirischen Arbeiten zur Übertragung aber nicht dezidiert auf das Konzept der Bindungsrepräsentation bezieht, wird es hier nur am Rand erwähnt.

Ebenso wie der Nutzen von Übertragungsprozessen in der Konzeptgeschichte erst erkannt werden musste, gilt dies auch für die Gegenübertragung. Gefühle und Fantasien aufseiten der Behandelnden (in der Frühzeit der Psychoanalyse meist Männer) gegenüber ihren Patient:innen galten als Störfaktor, der niederzuhalten wäre – im Gegensatz zu einer nüchtern-chirurgischen Betrachtung psychischer Probleme (z. B. Freud, 1910, S. 56 f.). Unter anderem die Betrachtung einiger ethischer Entgleisungen, unter denen C. G. Jungs sexuelle Beziehung zu seiner Patientin Sabina Spielrein die bekannteste ist, führte dazu, dass erst Schritt für Schritt Standards für die professionelle Selbsterfahrung angehender Psychoanalytiker:innen sowie andere ethische Richtlinien ausformuliert wurden.

Die 1950er Jahre sind besonders relevant für die Konzeptualisierung der Gegenübertragung und der Arbeit als behandlungstechnisches Vorgehen. Vor allem Arbeiten der deutsch-britischen Analytikerin Paula Heimann (1950/1996) sind hier maßgebend dafür anzunehmen, dass die Reflexion eigener Gefühle und Fantasien aufseiten der Psychotherapeut:in, verstanden als eine Antwort auf die Übertragung, einen Zugang liefert und eine wichtige Grundlage für ein nicht abstrakt bleibendes Verstehen des Erlebens von Patient:innen darstellt.

Merke

Das Auftreten von Gegenübertragungen wird als eine Zugangsmöglichkeit zum Erleben und Gestalten von Beziehungen aufseiten von Patient:innen verstanden.

Joseph spricht ferner von der „Übertragung als Gesamtsituation“ (Klein, 1952, S. 437; Joseph, 1985): Unterschiedliche Aspekte einer (analytisch-)therapeutischen Stunde können darauf befragt werden, was darin aus verinnerlichten Beziehungsmustern wiederkehrt – selbst noch der Bericht eines Traum, in dem „die Landschaft abgestorben oder verödet war, es gab da kein Leben, nichts Grünes ...“ kann danach auch Ausdruck dafür sein, wie „lebendig“ jemand Beziehungen zu anderen erlebt oder wie hoffnungslos es sich anfühlen kann, in keinen fruchtbaren Kontakt zu kommen.

Einen weiteren wichtigen Meilenstein in der Entwicklung der Konzepte von Übertragung und Gegenübertragung stellen Arbeiten dazu dar, dass Übertragungsprozesse innerhalb einer Behandlung wechselhaft sein oder „fragmentiert“ nur einige Aspekte des Erlebens der Beziehung zu anderen zeigen können. Im Freud’schen

Denken wirken Übertragungsprozesse noch deutlich „geordneter“: Eine Beziehung ersetzt eine andere. Insbesondere bei schwereren psychischen Erkrankungen, z. B. psychotischen Störungen oder Persönlichkeitsstörungen, zeigt sich aber ein viel instabileres Bild der Übertragung. Bei Psychosen ist das Beziehungserleben „flüchtig“, eine stabile Wiederholung bestimmter Erfahrungen oder Erwartungen wird z. B. aufgrund der instabilen Ich-Grenzen kaum möglich (Storck & Stegemann, 2021). Bei Persönlichkeitsstörungen kommt es oft zu den z. B. von Kernberg (z. B. 1978/1995) beschriebenen Übertragungen von Teil-Objekt-Vorstellungen. Darauf wird noch in Kapitel 4.3.1 eingegangen.

Merke

Bei schweren psychischen Störungen sind Übertragungen häufig wechselhaft und/oder treten in fragmentierter Form auf. Stabile Muster sind seltener zu finden.

In jüngster Zeit setzen sich konzeptuelle Überlegungen zu Übertragung und Gegenübertragung zum einen fort in der Annahme einer Ko-Kreation, also der gemeinsam gestalteten Beziehung in der Psychotherapie. Hier spielt insbesondere die Arbeit mit Brüchen in der Arbeitsbeziehung und mit Krisen eine wichtige Rolle (Safran & Muran, 2000). Wie noch zu zeigen sein wird, geht es immer um das Verhältnis zwischen Arbeitsbeziehung, realer Beziehung und Übertragungs-Gegenübertragungs-Prozessen. Beim Arbeiten mit Beziehungskrisen in der Therapie geht es gerade nicht darum, einzig der Übertragung das Auftreten von Affekten in der Behandlungsbeziehung zuzuschreiben, sondern für das gemeinsam im Moment oder Prozess der Therapiestunde Gestaltete Verantwortung zu übernehmen.

Merke

Die Betrachtung von Krisen und Brüchen in der therapeutischen Beziehung und der Umgang damit kann als eine schulenübergreifende Kompetenz aufgefasst werden, in die auch die Konzeption von Übertragung und Gegenübertragung eingehen kann.

Ferner finden sich Überlegungen zur Gegenübertragung oder zum emotionalen Erleben auf Therapeut:innen-Seite in der Betrachtung der Rolle von Selbstenthüllungen und „immediacy“ (also der unmittelbaren Antwort) in einer Psychotherapie (ein Überblick findet sich bei Hill et al., 2019; Farber et al., 2023). Hier wird untersucht, welche Art des Zur-Verfügung-Stellens des eigenen Erlebens durch den Psychotherapeuten oder die Psychotherapeutin für den Therapieerfolg nützlich ist.

Aus der Konzeptgeschichte lassen sich zwei Perspektiven für die zeitgenössische Psychotherapie benennen:

1. Die Betrachtung von Übertragung und Gegenübertragung muss nicht auf die analytisch begründeten Verfahren beschränkt bleiben.
2. In der Betrachtung dessen, was sich in der therapeutischen Beziehung zeigt, gibt es unterschiedliche Gewichtungen des Verhältnisses aus „realer" Beziehung, Arbeitsbeziehung und Übertragungs-Gegenübertragungs-Dynamiken.

1.2 Therapiemethoden jenseits der Verfahrensgrenzen

Die Konzepte Übertragung und Gegenübertragung sind in der psychoanalytischen Theorie verwurzelt (Gabbard, 2001, 2006). Sie stehen mit anderen Konzepten im Zusammenhang, so etwa: dynamisch Unbewusstes, Objektrepräsentanz, psychischer Konflikt, Abwehr u. a. (ein Überblick findet sich bei Storck, 2018). In diesem Band geht es darum, wie der Grundgedanke einer Aktualisierung verinnerlichter Beziehungserfahrungen in der therapeutischen Situation genutzt werden kann, um besser einzuordnen, was in einer Psychotherapie passiert, und dies für erfolgreiche Behandlungsprozesse zu nutzen. Eine detaillierte Rekonstruktion der Konzepte ist dagegen nicht das Ziel der vorliegenden Auseinandersetzung; trotzdem wird es an einigen Stellen Berührungspunkte zu anderen psychoanalytischen Konzepten, aber auch zu Überlegungen anderer therapeutischer Richtungen geben.

Damit ist eine weitere wichtige Frage berührt, zu der hier eine Positionierung erforderlich ist, nämlich die Frage der Verfahrensorientierung. Theorien der Psychotherapie setzen sich aus unterschiedlichen Bestandteilen zusammen, in der Regel sind das:
- eine (allgemeine und spezielle) Störungstheorie,
- eine Veränderungstheorie und
- eine Zusammenstellung der Forschungsbefunde.

Zugleich kann man eines feststellen: Psychische Störungen und damit einhergehende klinische Phänomene im Behandlungszimmer sind nicht „verfahrensspezifisch". Patient:innen suchen eine Psychotherapie auf, weil sie an etwas leiden, und meist nur zweitrangig (wenn überhaupt), weil sie sich für psychotherapeutische Richtungen interessieren. Es lohnt sich also, darauf zu blicken, welches Verständnis und welchen behandlungstechnischen Umgang man in der Psychotherapie damit finden kann. Darin folgt die Darstellung im Buch der Kompetenzorientierung in der Psychotherapie. Hier ist entscheidend, was im klinischen Handeln erforderlich ist, um erfolgreiche Psychotherapien durchzuführen. Ausgehend von der als spezifische psychodynamische Kompetenz beschriebenen Arbeit mit Übertragung und Gegenübertragung (vgl. CORE-Kriterien; Lemma et al., 2008) kann diskutiert werden, wie sich Modelle und Methoden schulenübergreifend formulieren lassen.

Fiedler (2018) legt einen vergleichenden Überblick über die Bedeutung der therapeutischen Beziehung in unterschiedlichen Verfahren vor. Breuer-Radbruch und Pilz (2017) diskutieren denselben Behandlungsfall unter psychodynamischer und kognitiv-behavioraler Perspektive unter besonderer Betrachtung von Übertragung und Gegenübertragung. Kiesler (2001) erkundet die Gegenübertragung im Verfahrensvergleich, Cartwright (2011) diskutiert die Bedeutung von Übertragung und Gegenübertragung in der Verhaltenstherapie und auch Gelso und Bhatia (2012) sprechen sich diesbezüglich für ein „crossing theoretical lines“ aus.

Im Mittelpunkt dieses Buches stehen folgende Fragen:
- Was kennzeichnet das Arbeiten mit Übertragung und Gegenübertragung in der Psychotherapie?
- Welches sind spezifische Indikatoren, die anzeigen, wann die Arbeit mit Übertragung und Gegenübertragung nützlich (oder gar erforderlich) ist?
- Welche klinischen Entscheidungsprozesse lassen sich identifizieren?

Kapitel 2 gibt zunächst einen Überblick über die Theorie von Übertragung und Gegenübertragung. Dabei wird es um die Rolle von Beziehungserfahrungen und deren Verinnerlichung gehen sowie darum, welche Zusammenhänge es unter dieser Perspektive zu psychischer Gesundheit und Krankheit gibt. Am Ende des Kapitels wird die These vertreten, dass sich die Therapiebeziehung als Ort der Reflexion und der Veränderung internalisierter Beziehungsmuster auffassen lässt.

Im sich daran anschließenden Kapitel 3 geht es zunächst um die Frage, wann die Arbeit mit Übertragung und Gegenübertragung indiziert ist, und weiterhin um diagnostische Instrumente, die eine genaue Erfassung internalisierter Beziehungsmuster erlauben und so der Behandlungsplanung zugutekommen.

In Kapitel 4 geht es um die Behandlungsdurchführung und Interventionen. Es wird gezeigt, auf welchen klinischen Entscheidungsprozessen das Vorgehen beruht, wobei zwischen der Ebene des therapeutischen Beziehungsangebots, der Ebene des Konzeptualisierens und der Ebene der Intervention unterschieden wird. Außerdem wird das behandlungstechnische Vorgehen bei unterschiedlichen Störungen, bei unterschiedlichen Altersgruppen und in unterschiedlichen therapeutischen Settings vergleichend dargestellt. Es wird auf Manualisierungen sowie die mögliche Verknüpfung mit verschiedenen therapeutischen Ansätzen eingegangen. Abschließend werden mögliche Schwierigkeiten erörtert.

Kapitel 5 referiert Befunde zur empirischen Evidenz, bevor abschließend in Kapitel 6 ein ausführliches Anwendungsbeispiel beschrieben wird.

2 Theoretischer Bezugsrahmen

Mittlerweile kann es als Konsens angesehen werden, dass die therapeutische Beziehung und ihre Gestaltung im Behandlungsprozess als ein wichtiges Element erfolgreicher Psychotherapien gilt. Neben vielen Einflussfaktoren aus der Geschichte der Psychotherapie kann man hier den Stellenwert nennen, den die Beziehung im kontextuellen Modell der Psychotherapie erhält (Wampold et al., 2018), oder auf die Ergebnisse zur Wirksamkeit der „faciliative interpersonal skills" hinweisen (Anderson et al., 2009). Eine zusammenfassende Darstellung der verschiedenen Aspekte einer hilfreichen Therapiebeziehung findet sich bei Norcross und Lambert (2019) sowie Norcross und Wampold (2019).

2.1 Die drei Ebenen der Beziehung in der Psychotherapie

Auf einer konzeptuellen Ebene werden, wie bereits erwähnt, drei Ebenen der Beziehung zwischen Therapeut:in und Patient:in unterschieden (Gelso & Hayes, 1998):

- die „reale" (oder „echte") Beziehung (z. B. Gelso, 2014),
- die Arbeitsbeziehung (Flückiger et al., 2018),
- die Übertragungs-Gegenübertragungs-Beziehung.

Die reale Beziehung. Erstens geht es darum, dass zwei Menschen einander begegnen: samt ihrem Erscheinungsbild, ihren soziodemografischen Merkmalen und ihrer individuellen Eigenschaften (einschließlich der „Tagesform" usw.). So hat es vermutlich oftmals einen Einfluss, ob ein Therapeut 30 Jahre oder 70 Jahre alt ist, ob eine Patientin von Beruf Künstlerin ist oder beide Beteiligten nicht Deutsch als ihre Muttersprache haben. Die psychotherapeutische Beziehung hat viel mit „Passung" zu tun, also damit, wie beide Beteiligten sich aufeinander „einschwingen" können oder eben nicht. Auf dieser Ebene der Beziehung geht es darum, einander wertschätzend, freundlich und authentisch zu begegnen. Es sollte nicht außen vor gelassen werden, dass Psychotherapie immer auch in der Erfahrung der Beziehung besteht, wie sie zwischen genau diesen beiden Menschen ist.

Die Arbeitsbeziehung. Zweitens geht es darum, dass sich hier zwei Menschen in einer bestimmten Rollenzuweisung und mit einem bestimmten Auftrag begegnen. Wenn auch die Beziehung „auf Augenhöhe" (statt bevormundend o. Ä.) stattfindet, ist sie doch nicht symmetrisch. Vielmehr kommt ein Patient oder eine Patientin mit einem psychischen Leiden zu einem Therapeuten oder einer Therapeutin, der oder die professionell dazu befähigt ist, durch den Einsatz geeigneter Methoden und Techniken etwas am Leiden zu mindern. Auf der Ebene der Arbeitsbeziehung (oder des Arbeitsbündnisses) ist also von Bedeutung, dass man sich gemeinsam über den therapeutischen Auftrag, die konkreten Behandlungsziele und den Weg dorthin verständigt.

Im Modell von Bordin (1979) sind hier die *tasks* (Aufgaben) und *goals* (Ziele) berührt (die zum *bond,* der emotionalen Verbindung, die auf der Ebene der „realen" Beziehung verortet werden kann, hinzutreten). Die Arbeitsbeziehung ist bestimmt durch das therapeutische Setting und den therapeutischen Rahmen: Dauer und Frequenz der Sitzung, Gesamtumfang, Rollenverteilung, Definition von Aufgaben und Zielen.

Selbstverständlich sind auf dieser Ebene auch ethische Aspekte berührt: Die Beziehung ist eine professionelle samt der damit einhergehenden Verantwortung. In einer Psychotherapie besteht die Aufgabe außerdem darin, dass in einem professionellen Kontext eine authentische Beziehung angeboten und diese für Veränderung genutzt wird.

Die Übertragungs-Gegenübertragungs-Beziehung. Drittens geht es um Prozesse von Übertragung und Gegenübertragung. Es ist wichtig, dass eine Betrachtung auf dieser Ebene keineswegs die beiden anderen ignoriert oder als weniger wichtig erachtet. Ebenso wenig kann man sagen, dass klinische Phänomene, die mit der Beziehung zu tun haben, immer ausschließlich einer der Ebenen zugeordnet werden können.

Beispiel

Wenn beispielsweise ein Patient darüber enttäuscht ist, dass sein Therapeut zu spät zur Stunde kommt, lässt sich das auf allen drei Ebenen betrachten: Es ist eine Enttäuschung vom anderen in einer „echten" Beziehung, es ist eine Enttäuschung über ein professionelles Versäumnis und es kann im Zusammenhang damit stehen, als wie verlässlich der Patient andere erlebt. Nicht alles in einer Beziehung (auch nicht in einer Therapiebeziehung) ist die Wiederholung von etwas Vergangenem, aber es lohnt sich, diese Betrachtung prüfend miteinzubeziehen.

Diese drei Ebenen der Beziehung in der Therapie sind in einzelnen Behandlungen unterschiedlich gewichtet, der Einfluss von verinnerlichten Beziehungsmustern ist unterschiedlich stark (Marmarosh et al., 2009). In diesem Band liegt der Fokus auf Prozessen von Übertragung und Gegenübertragung.

2.2 Beziehungserleben und psychische Gesundheit

Psychische Gesundheit und Krankheit werden im Rahmen eines biopsychosozialen Modells beschrieben. In der Entstehung einer psychischen Störung kommen biologische, psychische und soziale bzw. interpersonelle Faktoren in einem unterschiedlichen Verhältnis zusammen: Eine Demenzerkrankung ist hier anders zu betrachten als eine Anpassungsstörung. Wenn hier also der Fokus stark auf den Einfluss der Beziehung auf Gesundheit, Krankheit und psychotherapeutische Prozesse gelegt wird, dann ist das als Betrachtung dieses Einflussfaktors zu sehen, nicht als eine Betonung des unbedingt stärkeren Gewichts gegenüber z. B. biologischen Faktoren. Es geht also um eine gesonderte Betrachtung der Beziehung innerhalb eines biopsychosozialen Modells.

2.2.1 Beziehungsvorstellungen als „Bausteine" der Persönlichkeit

In dieser Perspektive lassen sich Beziehungsvorstelllungen (oder: Beziehungsrepräsentanzen) als Bausteine der Persönlichkeit beschreiben (zur Einordnung dieser These in eine allgemeinpsychologische Theorie des Denkens siehe Storck & Billhardt, 2021).

Merke: Repräsentanz

Unter einer (psychischen) Repräsentanz versteht man die Vorstellung, die jemand von sich selbst (Selbstrepräsentanz) oder von anderen (Objektrepräsentanz) hat. Der Begriff des (psychischen, inneren) Objekts ist in der psychoanalytischen Theorie etwas sperrig; gemeint ist meist die innere Repräsentanz einer anderen Person (Storck, 2020a).

Wer wir sind, ist in dieser Perspektive abhängig davon, wie wir uns in Beziehung zu anderen erleben. So etwas wie das „Selbst" ist immer ein „Selbst-in-Beziehung", es ist so etwas wie das Substrat aus allen Beziehungsvorstellungen, aus allen Rollenbeziehungen, in denen wir uns erleben und erlebt haben. Beziehungsvorstellungen als Bausteine der Persönlichkeit zu betrachten, bedeutet, dass wir uns als daraus „zusammengesetzt" begreifen können. Damit ist nicht gesagt, dass „das Selbst" nur in Relation zu den Eltern, einem Partner oder einer Partnerin oder in Freundschaften existiert oder spürbar wird. Auch eine Selbsterfahrung im Rahmen von z. B. einer Wanderung oder anderen Arten von Kontemplation, die jemand ohne andere durchlebt, ist eine Erfahrung als Selbst-in-Beziehung. Vermutlich wird sich jemand ihr gerade dann widmen können, wenn in der inneren Welt eine aus Erfahrungen mit anderen gebildete Selbst-Beziehung möglich ist.

Dies hat eine entwicklungspsychologische Komponente: Wir interagieren von Geburt an mit anderen (und in gewisser Weise natürlich auch bereits davor) und Teile davon verinnerlichen wir. Daniel Stern (1985/1992) beispielsweise hat dies als „RIGs" bezeichnet, als „representations of interactions that have been generalized". Generalisierte Beziehungserfahrungen (auch durchaus im lernpsychologischen Sinne) stellen somit einen Kernpunkt für die Arbeit mit Übertragungen dar. Wir gewinnen durch generalisierte Beziehungserfahrungen eine Vorstellung davon, was uns in Beziehungen erwartet, je nachdem, welche Art von Interaktionen wir gehabt haben. Das ist kein strenger Determinismus, sondern verweist darauf, unter welcher Maßgabe wir neue Erfahrungen mit anderen prüfen, durch welche „Brille" wir diese betrachten. Hat jemand vertrauensvolle Interaktionen mit anderen genossen, wird er vermutlich erst einmal Vertrauen in neue Beziehungen haben und etwas Gutes darin erwarten.

Kurz gesagt: Interaktionen schlagen sich in Beziehungsvorstellungen nieder und diese Beziehungsvorstellungen können generalisieren und haben dann einen Einfluss darauf, wie wir mit anderen interagieren. Etwas vertiefter betrachtet führt das dazu, dass wir über uns selbst als ein Selbst-in-Beziehung nachdenken.

Beziehungsvorstellungen verknüpfen somit biografische Erfahrungen und aktuelles Erleben. Nicht alles an Beziehungsvorstellungen muss dabei notwendigerweise besonders weit zurückliegen. Auch ein Partnerschaftsstreit am vorangegangenen Abend kann färben, ob wir freundlich zum Supermarktkassierer sind.

Beziehungsvorstellungen sind veränderbar bzw. beständig im Wandel. So kann eine zurückweisende Erfahrung in der Kindheit in späteren Freundschaften oder in der Partnerschaft korrigiert werden und die verinnerlichten Muster verändern sich.

Beziehungsvorstellungen können bewusste und unbewusste Anteile haben. Das bedeutet, dass jemandem nicht alles davon, was ihn im Erleben von Beziehungen zu anderen leitet, einsichtig sein muss. Manches davon bleibt der Reflexion aus psychischen Gründen schwerer zugänglich, etwa weil es peinlich ist, Angst auslöst oder Schuldgefühle hervorruft. Unbewusste Anteile im Erleben von Beziehungen sind kein Merkmal von psychischer Krankheit oder ein Anzeichen dafür, dass „etwas nicht stimmt". Auch und gerade bei einer gesunden Psyche ist es wichtig, etwas „filtern" zu können. Wäre jedes Erleben und Handeln in Beziehungen zu anderen das Ergebnis eines bewusst gesteuerten Prüf- und Vergleichsprozesses, wäre die Person kognitiv vermutlich überfordert und kaum sozial handlungsfähig.

Verinnerlichte Beziehungsmuster sind in ihren bewussten und unbewussten Aspekten mal stärker, mal weniger stark daran beteiligt, wie wir etwas erleben oder wie wir handeln. Die Wahl eines Partners oder einer Partnerin etwa oder die Entscheidung für oder gegen eine Familiengründung haben vermutlich mehr damit zu tun, welches innere Modell von Beziehungen, Liebe oder Familie wir erlangt haben, als z. B. Entscheidungen bei politischen Wahlen.

2.2.2 Merkmale psychischer Gesundheit

Wie lässt sich nun psychische Gesundheit unter der Perspektive verinnerlichter Beziehungserfahrungen verstehen? Es spricht vieles dafür, hier nicht die höchstmögliche Transparenz in der Reflexion der eigenen inneren Welt als Maßstab zu nehmen. Vermutlich ist nicht der- oder diejenige psychisch „am gesündesten", der oder die beständig und in jeder Situation auf der Basis eines bewusst gesteuerten Prozesses Erlebnisse einordnet und daraus Handlungen ableitet.

Vielmehr bestimmt sich psychische Gesundheit wohl eher über die Verfügbarkeit der Möglichkeit, sich vor dem Hintergrund einer gefestigten Identität situativ „so oder anders" verhalten zu können. Psychische Gesundheit bedeutet einerseits Stabilität, andererseits Flexibilität, das heißt, einen „Spielraum" zu haben, nicht automatisiert, sondern angepasst an eine besondere Situation handeln zu können. Das zeigt sich sehr oft, wenn es um eine Betrachtung der auslösenden Bedingungen für psychopathologische Symptome geht: Die psychologische Nische, in der ein eingeschränkter Erlebnis- oder Handlungsspielraum gerade noch passend war, verengt sich und jemand stößt darauf, dass veränderte (soziale) Bedingungen eine psychische Überlastung mit sich bringen.

Merke

Psychische Gesundheit lässt sich verstehen als die Verfügbarkeit eines psychischen „Spielraums" im Erleben und Handeln: Auf unterschiedliche Situationen kann auf der Grundlage eines stabilen Identitätsgefühls adaptiv und flexibel reagiert werden. Bezogen auf generalisierte Beziehungserfahrungen bedeutet dies: Gesunde Menschen können von den Erkenntnissen früherer Beziehungserfahrungen profitieren, sind aber auch ausreichend flexibel, neue und andere Beziehungserfahrungen zu machen.

Hier deuten sich zudem bereits Aspekte der spezifischen Indikation für die Arbeit mit Übertragung und Gegenübertragung an, die es später wieder aufzugreifen gilt: Je mehr sich die Art der Störung auf den genannten Ebenen (interpersonelle Konflikte, Gestaltung von Nähe in interpersonellen Beziehungen, Reflexion des Selbst in Beziehung zu anderen) beschreiben lassen, umso mehr kann der Einbezug von Übertragung und Gegenübertragung in das therapeutische Arbeiten indiziert sein.

2.2.3 Verinnerlichte Beziehungsmuster und psychische Störungen

Psychische Störungen und die damit verbundenen Symptome lassen sich zunächst deskriptiv beschreiben, gemäß der gängigen nosologischen Klassifikation. Bezieht man den Einfluss verinnerlichter Beziehungsmuster mit ein, dann tritt hervor, dass es vor allem „starre" Muster sind, die die Möglichkeiten des Erlebens und des Handelns einengen und auf diese Weise auch direkt oder indirekt mit einem psychischen Leidensdruck verbunden sein können (vgl. dazu auch das Konzept der psychischen Inflexibilität; z.B. Levin et al., 2014). Wenn jemand unterschiedliche soziale Situationen und die eigene Rolle immer auf dieselbe Weise erleben *muss*, haben verinnerlichte Muster einen potenziell pathogenen Einfluss. Ebenso kann das weitgehende Fehlen verinnerlichter Muster, also das Fehlen einer Orientierung, wer jemand ist und mit wem er es zu tun hat, Bestandteil einer psychischen Störung sein. Dann kann man davon sprechen, dass jemand *nicht* auf verinnerlichte Muster zurückgreifen *kann*.

Merke

Verinnerlichte Beziehungsmuster können sehr starr sein, sodass jemand im Erleben und Handeln situationsunabhängig immer auf dieselbe, eingeengte Weise reagiert. Sie können aber auch so wenig greifbar und konkret sein, dass jemandem die Orientierung an vorangegangenen Erfahrungen schwer zugänglich ist.

2.3 Übertragung und Gegenübertragung

Wie zeigen sich nun verinnerlichte Beziehungsmuster in psychotherapeutischen Behandlungen und wie können sie im Behandlungsprozess genutzt werden, um Veränderungen zu bewirken? Dazu sind einige konzeptuelle Erläuterungen erforderlich, die zeigen werden, dass es sich bei der Analyse von Übertragung und Gegenübertragung um ein Mittel der Diagnostik impliziter Aspekte des Beziehungserlebens handelt.

2.3.1 Übertragung und „Diagnostik" impliziten Beziehungserlebens in der Therapiebeziehung

In Kapitel 1 ist folgende Arbeitsdefinition gegeben worden: Unter Übertragung versteht man die (vor allem) unbewusste Wiederholung internalisierter Beziehungsmuster in aktuellen Interaktionen mit anderen. In einer Psychotherapie kann dies gesondert betrachtet und vertieft werden. Der Therapeut bzw. die Therapeutin stellt mittels des therapeutischen Beziehungsangebotes etwas zur Verfügung, an das sich verinnerlichte Muster „anheften" können und anhand dessen diese sichtbar oder erlebbar gemacht werden können. Das kann grundsätzlich in allen Beziehungen geschehen, wenn auch unterschiedlich vertieft und nicht immer methodisch geleitet; somit eben auch in Behandlungen und in der Beziehung eines

Patienten oder einer Patientin zum Therapeuten oder zur Therapeutin. Diese Beziehung wird „im Lichte“ vorangegangener Beziehungen erlebt – und das Setting einer Psychotherapie kann dies begünstigen. Wenn man so will, ist es gerade die Ebene der Arbeitsbeziehung in einer Psychotherapie (Setting, Rahmen, professionelle Haltung, Asymmetrie der Rollen), die das Ausbilden von Übertragungen mit sich bringt.

Therapeutische Zurückhaltung unterstützt Übertragungsgeschehen

Das Setting in einer Psychotherapie (zeitlicher Rahmen, zugewandte Haltung, „reizarme“ Umgebung) kann das Auftreten von Übertragungen begünstigen. Insbesondere in den Verfahren der psychodynamischen Psychotherapie dient zudem eine abwartende therapeutische Haltung dem Zweck, dass sich Übertragungsphänomene und -prozesse leichter entfalten können sollen. Damit ist keine „Vorschrift“ gemeint, möglichst viel zu schweigen (was die unerwünschte Folge hätte, durch das Nichts-Sagen letztlich auch nichtssagend zu werden). Vielmehr geht es darum, einem Patienten oder einer Patientin Raum dafür zu geben, seine bzw. ihre Beziehungserwartungen zu spüren. Dazu ist therapeutisch eine offene Gesprächshaltung erforderlich, die aber in vielen Fällen nicht darin besteht, möglichst wenig zu sagen!

Vorgesehen ist ein „Zentrieren“ der Symptome auf die Therapiebeziehung. Dadurch sollten die Beziehungen außerhalb der Therapie von dysfunktionalen Wiederholungen von Beziehungserfahrungen geschützt werden und in der Therapie die Möglichkeit bereitgestellt werden, nicht nur abstrakt auf etwas blicken zu können, sondern es – mit dem Ziel einer Veränderung – wiedererleben zu können. Salopp gesagt: Besser, ein Patient arbeitet seine bisher unzugängliche Enttäuschungswut mit einer Therapeutin durch, als dass ihm die Wut in der Beziehung zur Chefin in die Quere kommt.

Merke

Im Hinblick auf Übertragungsphänomene kann es hilfreich sein, sie als Ausdruck symptomatischer Belastung in der Therapiebeziehung zu verstehen. Die Arbeit mit Übertragung kann darin bestehen, denjenigen Teil der Symptome, der in seiner Entstehung und in seinen Ausdrucksformen mit verinnerlichten Beziehungserfahrungen zu tun hat, „in die therapeutische Beziehung hinein“ zu holen, um ihn dort verstehen und verändern zu können.

Das Entscheidende ist: Symptome lassen sich in aller Regel berichten, in einem Fragebogen erheben oder apparativ bestimmen. Zugrunde liegende Beziehungsmuster können nicht (immer) subjektiv erlebt oder beschrieben werden, jedenfalls dann nicht, wenn sie aufgrund von damit verbundenen aversiven Gefühlen unbewusst sind.

Starre verinnerlichte Beziehungsmuster können sich in der Therapiebeziehung bemerkbar machen (z. B. McCarthy et al., 2008). Das therapeutische Beziehungsangebot liegt nicht allein auf der Ebene einer „realen" und authentischen, wertschätzenden Beziehung und auch nicht allein auf der Ebene einer professionellen Arbeitsbeziehung, sondern es besteht auch in einem Beziehungsangebot, in dem sich verinnerlichte Beziehungsmuster zeigen können.

Merke

Die Arbeit mit Übertragung und Gegenübertragung ermöglicht es vor dem Hintergrund einer abwartenden Haltung, dass sich insbesondere diejenigen Aspekte verinnerlichter Beziehungsmuster zeigen, die noch nicht verbalisiert oder reflektiert werden können.

In diesem Sinn kann man davon sprechen, dass die Beachtung von Übertragungsphänomenen und -prozessen ein diagnostisches Mittel zur Erfassung impliziter Aspekte des Beziehungserlebens bereitstellt. Wie das systematisch geschehen kann, wird in Kapitel 3.2 gesondert zum Thema werden. Einen wichtigen Bezugspunkt für die Grundüberlegung verinnerlichter Beziehungsmuster stellt die Konzeption motivationaler Schemata bei Grawe dar (z. B. Grawe, 2000, S. 337 ff.; siehe auch Wachtel, 1980). Darin wird formuliert, wie sich im Verlauf der Entwicklung ein Schema (z. B. mit der Mutter im Kontakt sein) anlässlich der Erfahrungen ausdifferenziert. Motivationale Schemata entwickeln sich auf der Grundlage von Bedürfnissen (Bindung, Selbstwert, Orientierung/Kontrolle, Lustgewinn/Unlustvermeidung), sie werden definiert als „intentionale Bereitschaften", die „aus lebensgeschichtlich erworbenen Bahnen entstanden" sind (Grawe, 2000, S. 339). Eine Folge, die daraus für eine Psychotherapie (und deren Wirkfaktoren nach Grawe) erwächst, ist die Aufgabe einer motivationalen Klärung (auf die Bedeutung von Schemata in der Schematherapie wird in Kapitel 4.3.3 eingegangen werden).

Grawe (2000) spricht nun von den motivationalen Schemata auch als *Beziehungs*schemata (S. 353) und argumentiert, dass viele Ziele menschlichen Verhaltens sich in zwischenmenschlichen Beziehungen realisieren. Die Bezugnahme des Individuums auf die Umwelt ist eine soziale. Gerade die Unterscheidung zwischen Annäherungs- und Vermeidungsschemata kann dann auch in die Formulierung von *Konflikt*schemata münden, also eines Konflikts zwischen einem Motiv der Annäherung und dem gleichzeitigen Motiv einer Vermeidung oder auch von Konflikten, die entstehen, wenn die Annäherung an etwas die Annäherung an etwas anderes blockiert. Für die therapeutische Bearbeitung wird die Möglichkeit benannt, dies in der Therapiebeziehung zu tun, u. a. unter Rückgriff auf Beziehungstests und korrektive Erfahrungen (Grawe, 2000, S. 368).

Grundsätzlich sollte beachtet werden, dass nicht alles, was im Behandlungszimmer geschieht, einzig auf der Ebene von Übertragung und Gegenübertragung betrachtet werden kann. Autoren wie Malan (1979) oder Menninger (1958) formulieren hierzu das „triangle of insight“: Was sich in der therapeutischen Beziehung zeigt, kann auf der Ebene des „in here“ („hier zwischen uns“), „out there“ („draußen in Ihrem heutigen Leben“) und „back then“ („damals in Ihrem Leben“) verstanden werden. Unterschiedliche therapeutische Zielsetzungen erfordern ein jeweils unterschiedliches Verhältnis des Blicks auf die therapeutische Beziehung (in here), andere Beziehungen im aktuellen Erleben (out there) und biografische Beziehungen (back then).

Die Arbeit mit Übertragung und Gegenübertragung bleibt selbstverständlich nicht dabei stehen, Wiederholungen nurmehr zu ermöglichen und dann zu konstatieren. Neben der Ebene des Erkennens (Welche Muster wiederholen sich und weshalb?) gibt es auch die Ebene der Veränderung – Beziehungsmuster können verändert werden, weil es eine geleitete Erfahrung in der Therapiebeziehung gibt, die Erwartungen widerlegt und/oder den Erlebnisspielraum erweitert. Welche Techniken dazu eingesetzt werden können, wird in Kapitel 4 erörtert.

2.3.2 Strukturierung versus Offenheit

Psychotherapeutisches Vorgehen greift in jeweils unterschiedlichem Maß auf das Verhältnis von Vorstrukturierung des therapeutischen Gesprächs und Offenhalten des Prozesses zurück. Dabei kann der therapeutische Raum mehr oder weniger vorstrukturiert werden und die therapeutische Gesprächsführung von mehr oder weniger Leitung geprägt sein. Der Grund für eine geringere Vorstrukturierung des therapeutischen Gesprächs in manchen Fällen oder Abschnitten einer Therapie liegt im Ermöglichen von Übertragungsphänomenen bzw. im Blick auf das, was in einer „geordneten“ Weise noch nicht erkannt oder besprochen werden kann (was auch bedeutet: worüber jemand noch keine Auskunft erteilen kann).

Eine im psychodynamischen Setting präferierte Haltung gleichschwebender Aufmerksamkeit (also der Verzicht auf eine vorab erfolgende Priorisierung oder Auswahl vermeintlich besonders relevanter Themen seitens des Therapeuten oder der Therapeutin) hat den Vorteil, dass Spontanes und bisher Unverstandenes leichter Einzug in das therapeutische Gespräch finden können. Sie kann den Nachteil haben, dass eine erforderliche Strukturierung des Gesprächs durch den Therapeuten oder die Therapeutin nicht erfolgt. Es ist also genau zu prüfen, wie das Verhältnis zwischen abwartendem Zuhören und unterstützender Gesprächsleitung im Einzelfall zu bewerten ist. Auch hier kann nebenbei bemerkt werden, dass dies ein wichtiger Faktor für die Differenzialindikation verschiedener psychotherapeutischer Verfahren ist; wie viel Anleitung ein Patient oder eine Patientin brauchen, entscheidet nicht die Theorie der verfahrensspezifischen Technik, sondern die klinische Zielsetzung.

Beispiel

Als ein Beispiel zur Veranschaulichung kann angenommen werden, dass ein Therapeut das Erstgespräch mit den Worten einleitet: „Guten Tag, Herr ..., bitte schildern Sie mir doch zuerst, woran Sie leiden". Das ist eine angemessene Einleitung für eine Heilbehandlung, zugleich gibt sie schon recht stark vor, an welche Art von Gegenüber sich Patient:innen richten und welche Rolle sie dabei einnehmen sollen. Das Gespräch wird vermutlich stark an der Arbeitsbeziehung orientiert verlaufen und Übertragungsaspekte betreffen unter Umständen besonders die Beziehung zu einem Gegenüber, das als professionell kompetent wahrgenommen und dessen Hilfe gesucht wird, weil man selbst „leidet". Ein offenerer Gesprächsbeginn, etwa eingeleitet mit: „Da sind Sie und wir können unser Gespräch beginnen", gibt weniger vor und eröffnet potenziell den Raum für Aktualisierungen von Beziehungsmustern, die „rational betrachtet" weniger naheliegend sind, jemanden aber nichtsdestotrotz ggf. emotional leiten (z. B. durch Erfahrungen wie „Ich darf mich nicht bedürftig zeigen; andere wollen nichts von meinen Problemen hören").

Merke

Als Merkmale einer psychotherapeutischen Haltung können Aspekte wie nicht an Bedingungen gebundene Wertschätzung, empathisches und zugewandtes Zuhören u. v. a. beschrieben werden. Im Hinblick auf die Aktualisierung verinnerlichter Beziehungsmuster ist die therapeutische Haltung zudem durch ein abwartendes Zuhören geprägt. Es wird angenommen, dass dies dem Ziel der Entfaltung von Übertragungsprozessen dient. Dazu wird der Raum des therapeutischen Gesprächs selektiv weniger vorstrukturiert.

2.3.3 Bereitschaft zur Rollenübernahme

Auch unabhängig von der Frage einer starken oder weniger starken Leitung in der Gesprächsführung kann etwas herangezogen werden, was psychodynamisch als die „Bereitschaft zur Rollenübernahme" bezeichnet worden ist (Sandler, 1976). Damit ist gemeint, dass Therapeut:innen eine Haltung einnehmen, in der sie sich dafür anbieten, dass verinnerlichte Beziehungsmuster sich im Erleben der Beziehung zu ihnen aktualisieren können. Dabei wird davon ausgegangen, dass es eher irrationale und/oder schwer tolerierbare Elemente der Beziehungsmuster sind, die sich in der Beziehung zum Therapeuten oder der Therapeutin in Szene setzen. Die wesentliche Herausforderung in der Bereitschaft zur Rollenübernahme kann darin bestehen, innerlich probeweise eine eigentlich „unpassende" Rolle zu übernehmen – denn für solche Beziehungsmuster wird angenommen, dass sie erstens nicht gut verbalisiert werden können und zweitens in einer Therapie verändert werden sollen.

Merke

Unter der Bereitschaft von Therapeut:innen zur Rollenübernahme versteht man die Fähigkeit, wahrzunehmen, welche Art von (unbewusster) Rollenzuweisung sich innerhalb des Übertragungsgeschehens ergibt.

Ferner ist wichtig, dass die Bereitschaft zur Rollenübernahme das *Erleben* des Therapeuten oder der Therapeutin betrifft: seine bzw. ihre Gefühle, Fantasien, Vorstellungen. Selbstverständlich geht es nicht darum, aus dieser durch die Aktualisierungen verinnerlichter Beziehungsmuster zugewiesenen Rolle zu handeln!

Exkurs: Agieren in Übertragung und Gegenübertragung

Das psychoanalytische Konzept des Agierens bezieht sich darauf, dass manche verinnerlichten Beziehungsmuster sich nicht nur darin zeigen, in welcher Weise ein Patient oder eine Patientin sich gegenüber dem Therapeuten oder der Therapeutin erlebt und wie dieser oder diese gesehen wird. Es gibt auch Formen eines sogenannten „Handlungsdialogs", in dem sich Beziehungsmuster ganz konkret in Handlungen zeigen. Das kann ein Gespräch hemmen oder verhindern, kann dafür aber auch ein Einstieg sein, um Muster besser zu verstehen.

Von besonderer Bedeutung ist die Rolle eines „Gegenübertragungsagierens". Damit ist gemeint, dass ein Therapeut oder eine Therapeutin nicht bei der Bereitschaft zur Rollenübernahme verbleiben und eigene Gegenübertragungen reflektieren, sondern diesen in Handlungen einen Ausdruck verleihen. Ein Beispiel kann sein, wenn Ärger in der therapeutischen Beziehung dazu führt, dass ein Therapeut seiner Patientin eine Behandlungsstunde absagt, ohne dass ihm gewahr ist, dass das den Charakter einer „Retourkutsche" hat und er hier den Ärger seiner Gegenübertragung „agiert".

Die Arbeit mit Übertragung und Gegenübertragung macht es also im Sinne therapeutischer Kompetenz erforderlich, das Beziehungsgeschehen und eigene Affekte darin gut reflektieren zu können, um es zum Wohl eines Patienten oder einer Patientin einzusetzen.

2.3.4 Ein dreistufiges Modell der Beziehungskompetenz

Übertragungsprozesse zuzulassen, zu fördern und zu reflektieren (und in einem nächsten Schritt geeignete Interventionen daraus abzuleiten), ist eine besondere Form therapeutischer Kompetenz, die über die üblicherweise als „facilitative interpersonal skills" (förderliche interpersonelle Kompetenzen) beschriebenen Fähigkeiten (wertschätzende Grundhaltung, Empathie u. a.) hinausgeht.

Tuckett (2007) unterscheidet drei Ebenen der Kompetenz im Hinblick auf das Beziehungsgeschehen in einer Psychotherapie (bei ihm als allgemeine psychoanalytische Kompetenzen formuliert, hier leicht adaptiert), die auch verfahrensübergreifend geeignet sind:

- Fähigkeit, ein *Beziehungsangebot* zu machen,
- Fähigkeit, das Beziehungsgeschehen in der Therapie zu verstehen bzw. zu *konzeptualisieren* (Was passiert in der Beziehung zwischen meinem Patienten und mir? Warum ergibt sich diese Konstellation? Was hat das mit anderen Beziehungen meines Patienten zu tun?),
- Fähigkeit, daraus geeignete *Interventionen* abzuleiten.

Dieses Modell wird in Kapitel 4 leitend für die Darstellung klinischer Entscheidungsprozesse und klinischen Handelns sein. Um dies ethisch angemessen, interpersonell feinfühlig und therapeutisch valide tun zu können, bedarf es nicht zuletzt der Reflexion eigener Anteile an der Beziehungsgestaltung.

2.3.5 Eigenübertragung und Gegenübertragung

In Kapitel 1 ist als Arbeitsdefinition eingeführt worden: Unter Gegenübertragung versteht man die „Antwort" (in Gefühlen, Vorstellungen, Fantasien) des Psychotherapeuten oder der Psychotherapeutin auf die Übertragungsprozesse des Patienten oder der Patientin. Davon konzeptuell zu unterscheiden ist die Eigenübertragung – damit sind Übertragungsprozesse auf Therapeut:innen-Seite gemeint, die unabhängig von den Patient:innen auftreten (bei Winnicott, 1949, findet sich eine vergleichbare Unterscheidung in „subjektive" und „objektive" Gegenübertragung, die auch Kiesler, 2001, aufgreift; in manchen anderen Arbeiten findet sich ein breiteres Verständnis von Gegenübertragung, z. B. bei Gelso & Hayes, 2007, die darunter nicht nur die Antwort auf die Übertragung verstehen).

Insbesondere weil es bei der Übertragungsarbeit auch um unbewusste Aspekte des Beziehungserlebens geht, stellen sich wichtige Fragen nach der Validierung eines Erlebens von Übertragungen – und die Frage nach dem Einfluss des Therapeuten oder der Therapeutin auf die Übertragung.

Die erwähnte Unterscheidung zwischen Gegenübertragung und Eigenübertragung zeigt in erster Linie an, dass hinsichtlich des emotionalen Erlebens des Therapeuten oder der Therapeutin auf einen Patienten oder eine Patientin zu unterscheiden ist, ob es sich um etwas handelt, das (weitgehend) unabhängig vom Patienten oder von der Patientin auftritt oder nicht.

Daher versteht man unter einer Eigenübertragung in der Regel die Aktualisierung eigener verinnerlichter Beziehungsmuster seitens des Therapeuten oder der Therapeutin im Behandlungsprozess. Auch auf professioneller Seite kann angenommen werden, dass Beziehungsvorstellungen die Bausteine der Persönlichkeit sind und dass sich etwas davon in aktuellen Beziehungen und Interaktionen zeigt. Therapeut:innen sollten darüber ausreichend gut Bescheid wissen, um erkennen zu können, wann ein Patient oder eine Patientin bei ihnen Reaktionen provoziert, die eben nicht aus der Bereitschaft zur Rollenübernahme entstehen.

Beispiel

Jemand kann beispielsweise darum wissen, dass die eigene Einfühlung bei der Arbeit mit Patient:innen mit Essstörung erschwert ist und er bzw. sie oft einen inneren Impuls verspürt, Patient:innen für deren verzerrtes Körperbild zu tadeln. Dies als ein Element der Eigenübertragung zu erkennen, ist ein wichtiger Teil professioneller psychotherapeutischer Haltung und liefert einen Schutz davor, dass eine solche Reaktion die Behandlung behindert.

Merke

Unter Eigenübertragungen versteht man Übertragungen (im Sinne verinnerlichter Beziehungsmuster) auf der Seite des Therapeuten oder der Therapeutin, die nicht als Antwort auf die Übertragung von Patient:innen verstanden werden können und unabhängig von deren konkreten Beziehungsdynamik in einer Behandlungsstunde auftreten.

Von einer Gegenübertragung wird im Kontrast dazu gesprochen, wenn das emotionale Erleben des Therapeuten oder der Therapeutin in unmittelbarer Verbindung damit steht, was der Patient oder die Patientin in die Beziehung einbringt und wozu diese bewusst oder unbewusst genutzt wird.

Beispiel

Ein Beispiel dafür ist etwa, wenn ein Therapeut spürt, dass er die Tendenz hat, besonders streng mit einem Patienten zu sein, was sich als etwas herausstellt, was dieser in anderen Beziehungen erlebt hat und/oder unbewusst vor dem Hintergrund eines unsicheren Selbstwertgefühls im Gegenüber „provoziert".

Bei der Unterscheidung zwischen Eigenübertragung und Gegenübertragung handelt es sich um eine Unterscheidung auf *konzeptueller* Ebene. Das bedeutet, dass in einer konkreten klinischen Situation nicht ein klar abgegrenztes Eigenübertragungsgefühl oder aber ein Gegenübertragungsgefühl vorliegt, sondern ein Zusammentreffen beider Einflüsse in unterschiedlicher Gewichtung. Die therapeutische Aufgabe besteht zunächst in einer reflektierenden Betrachtung dessen, wie und weshalb jemand auf den klinischen Prozess emotional reagiert. Bemerkt ein Therapeut oder eine Therapeutin bei sich im Verlauf einer Behandlungsstunde eine emotionale Reaktion, so kann diese darauf befragt werden, ob sie etwas mit dem aktuellen Beziehungsgeschehen zu tun hat. Hilfreiche Fragen können dabei sein:

- Was fühle ich gerade?
- Ist das eine Antwort auf etwas, was mein Patient oder meine Patientin gerade gesagt oder nicht gesagt hat, was er oder sie fühlt oder mich fühlen lassen möchte?
- Steht mein Gefühl in einem anderen Kontext und hat mit Geschehnissen oder Gedanken in meinem „Privatleben" zu tun?

Die Kompetenz besteht oft darin, die eigene, unter Umständen private Reaktion daraufhin zu befragen, wodurch genau die Arbeit mit einem bestimmten Patienten bzw. einer bestimmten Patientin diesen Aspekt innerlich aktiviert hat.

Der Psychoanalytiker Kohut (1971) hat von der Empathie als „stellvertretender Introspektion" gesprochen. Das berührt zwei Ebenen: Zum einen die Ebene einer emotionalen Resonanz, die es möglich macht, innerlich zu erkunden, wie man sich selbst fühlen würde, wenn man anstelle des Patienten oder der Patientin wäre. Zum anderen aber auch die Ebene der eigenen Introspektion im Hinblick darauf, was genau meine emotionale Antwort auf den Patienten oder die Patientin kennzeichnet und worauf es eine Antwort ist.

2.4 Beziehungskrisen und Brüche in der Arbeitsbeziehung

Ein gesonderter Bereich der Betrachtung des Beziehungsgeschehens in einer Psychotherapie betrifft das Beachten von Beziehungskrisen und Brüchen in der Arbeitsbeziehung sowie deren „Reparatur" („rupture and repair"; siehe insb. Safran & Muran, 2000). Diese Vorgehensweise hat sich als ein wichtiges Merkmal erfolgreicher Psychotherapien erwiesen (Eubanks et al., 2018) und Einzug gehalten in das Allianzfokussierte Training (Eubanks-Carter et al., 2015; Gumz et al., 2018).

Die Krisen bzw. Brüche, um die es hier geht, lassen sich auf allen drei Ebenen der Beziehung in der Psychotherapie beschreiben (reale Beziehung, Arbeitsbeziehung, Übertragungs-Gegenübertragungs-Beziehung), allerdings liegt der Fokus auf der Arbeitsbeziehung. Die Grundannahme besteht darin, dass Beziehungsbrüche in der Therapiebeziehung erkannt, bearbeitet und günstigenfalls repariert werden sollten, bevor (wieder) in die weitere Arbeit eingestiegen werden kann, weil nur eine verlässliche und belastbare Arbeitsbeziehung die Grundlage dafür bietet.

Hinsichtlich der Brüche wird zwischen Rückzugs- bzw. Vermeidungsbrüchen einerseits und Konfrontationsbrüchen andererseits unterschieden, wobei beide Formen anzeigen, dass es einen interpersonellen Konflikt in der therapeutischen Beziehung gibt. Auf diesen „antwortet" ein Patient oder eine Patientin mal vermeidender (z. B. mit vermehrtem Schweigen oder damit, sich in nebensächlichen und/oder emotional unbedeutenden Schilderungen zu verlieren), mal konfrontativer (z. B. mit einem Infragestellen des Therapeuten bzw. der Therapeutin, einer Kritik an der Therapie u.a.).

Hier ist es geboten, dies als einen Beziehungsbruch zu erkennen (statt allein als Widerstand auf Patient:innen-Seite oder als Aktualisierung verinnerlichter Beziehungsmuster) und zu *adressieren,* was in der Regel bedeutet, der Frage nachzugehen, worauf das Patient:innen-Verhalten eine Antwort darstellt.

Beispiel

Stellt man sich z.B. einen Patienten vor, dessen verbales Ausdrucksverhalten sich im Verlauf einer Therapie dahingehend verändert, dass er wortkarger wird, oft nichts zu wissen meint und insgesamt unbeteiligter wirkt, dann kann ein Grund dafür darin liegen, dass er sich von seiner Therapeutin unverstanden fühlt, die vielleicht in einer der vorangegangenen Stunden etwas ihm Wichtiges nicht aufgenommen oder vergessen hat.

Ein strukturiertes Bearbeiten besteht darin, Brüche zu erkennen und anzusprechen, sie dabei als gemeinsam erzeugtes Phänomen aufzufassen und Bedürfnisse und Erwartungen des Patienten oder der Patientin herauszuarbeiten. Beim Rupture-and-Repair-Ansatz kann je nach Analyse und Interpretation der Probleme in der therapeutischen Beziehung die Intervention auf unterschiedlichster Ebene stattfinden, z.B. auf sachlicher Ebene (Klärung von Setting-Bedingungen), auf psychoedukativer Ebene (z.B. Klärung der Motivation für bestimmte Empfehlungen) oder auf der Beziehungsebene, bevor die Arbeit mit Übertragung und Gegenübertragung fortgesetzt werden kann.

2.5 Typische Formen von Übertragung und Gegenübertragung bei unterschiedlichen psychischen Störungen

Wenn es in diesem Kapitel darum geht, typische Phänomene und Prozesse von Übertragung und Gegenübertragung vorzustellen, dann ist zu beachten, dass es keine absolut klare und trennscharfe Charakteristik gibt, sondern „nur" aus psychodynamischer Sicht häufige Muster. Eine allzu starke Orientierung daran, dass sich beispielsweise in jeder Behandlung mit einem Patienten mit depressiver Störung dieselben Übertragungsformen einstellen, verstellt den Blick auf die therapeutische Begegnung und Individualisierung der Behandlungsdurchführung. Auch ist zu sagen, dass es sich um eine konsens- statt einer evidenzbasierten Darstellung spezifischer Muster handelt.

Tabelle 1 gibt einen ersten Überblick über häufig vorkommende Übertragungen und Gegenübertragungen bei verschiedenen psychischen Störungen.

Tabelle 1: Überblick über dominante Übertragungen und Gegenübertragungen bei unterschiedlichen psychischen Störungen

Störungsbild	Zentrale Beziehungsdynamik	Dominante Übertragung	Dominante Gegenübertragung
Persönlichkeitsstörung mit pathologischem Narzissmus	Kleinheits- und Beschämungsängste	Idealisierung (und Entwertung)	Leistungsdruck, unangenehme Nähe
Persönlichkeitsstörung mit Borderline-Pattern	Identitätsdiffusion, Erleben chronischer innerer Leere	Rasch wechselnde Selbst-Objekt-Dyaden	Verwirrung, Desorientierung
Depression	Versorgungswünsche, Selbstwertzweifel, problematischer Umgang mit negativen Affekten	Anklammernde Haltung (oder Pseudo-Autarkie), (passive) Ansprüchlichkeit	Ärger, „Problemtrance“
Zwangsstörungen bzw. zwanghafte Persönlichkeit	Bemühen um Kontrolle über Affekte und Nähe in Beziehungen	Kontrolle, Steuerung, rationaler Zugang	Reaktives Bemühen um Kontrolle, Steuerung
Somatische Belastungsstörung	Wunsch nach Anerkennen der Belastungen; Ringen um eine geeignete Nähe zum anderen	Medizinisch-fachliche Erwartung; Suche nach der Zuwendung durch eine „Schlüsselperson“	Erschwertes Verständnis, Erleben emotionaler Distanz, Gefahr einer Zurückweisung
Generalisierte Angststörung	Fehlen einer haltgebenden Umgebung	Bedürfnis nach Anleitung und Beruhigung	Ärger, fordernde Haltung gegenüber Patient:innen
Anorexie	Ambivalentes Ringen um Autonomie	Ambivalenz aus Hilfe-Suchen und Hilfe-Ablehnen	„Balance-Akt“ aus geeigneter Unterstützung
Bulimie	Fragiler Selbstwert	Bedürfnis nach Spiegelung	Erschwerte Einfühlung, „Beruhigungsdruck“

2.5.1 Übertragung bei narzisstischer Persönlichkeitsstörung

Die Diagnose „narzisstische Persönlichkeitsstörung" ist insofern eine besondere, als sie auch in der ICD-10 nur unter den „sonstigen" Persönlichkeitsstörungen aufgeführt worden ist, und auch in der ICD-11 nicht unter den „traits", die eine Persönlichkeitsstörung auszeichnen können, genannt wird. Insofern kann dieses Kapitel am ehesten gelesen werden als eines, das sich auf Patient:innen bezieht, die an einer Persönlichkeitsstörung leiden und bei denen pathologischer Narzissmus eine zentrale Rolle spielt.

Oft fällt es Menschen, welche die Kriterien für die Diagnose einer narzisstischen Persönlichkeitsstörung erfüllen, schwerer als anderen, eine Psychotherapie aufzusuchen und sich und anderen gegenüber einzugestehen, Unterstützung zu brauchen. Die „Pathologie" der Selbstliebe besteht in der Regel darin, Kleinheits- oder Beschämungsängste in Schach zu halten, indem im Selbsterleben Größenvorstellungen präsent werden. Auf diese Weise erklärt sich die oft hohe Kränkbarkeit Betroffener, auch in der therapeutischen Beziehung. Es kann im Selbsterleben nur die Perfektion geben, jede Abweichung von „100 Prozent" wird allzu leicht erlebt als „0 Prozent", als Wertlosigkeit.

Ein oft auftauchendes Muster in der Übertragung (siehe auch z. B. Gabbard, 2009) ist die Idealisierung des Therapeuten oder der Therapeutin durch den Patienten oder die Patientin. Man kann sich dies im Rahmen der pathologisch-narzisstischen Dynamik vorstellen: Es ist jemandem nur dann möglich, sich in die Hände von jemandem zu begeben, wenn dieser als unfehlbar und unübertroffen erlebt werden kann. Als ein „besonderer Patient" verdient jemand niemand Geringeren als den „besten Therapeuten". Das kann mit biografischen Erfahrungen eines unfehlbaren Elternteils in Verbindung stehen, ebenso aber auch mit biografischen Erfahrungen eines unzuverlässigen, unbezogenen oder entwertenden Elternteils. Die Übertragungsfigur erwächst stark aus dem latenten Selbstwertzweifel und dem Drängen, gegen die Kleinheitsängste anzukämpfen.

Merke

In der Arbeit mit pathologisch narzisstischen Patient:innen ist die Übertragung (zunächst) oft von einer Idealisierung des Therapeuten oder der Therapeutin geprägt.

Diese idealisierende Übertragung (nach einem Ausdruck von Kohut, 1989) korrespondiert nun auf therapeutischer Seite in der Regel nicht mit einem Gefühl von Stolz oder Sich-geschmeichelt-Fühlen und auch nur zu einem geringen Maß mit einer realitätsbezogenen Einschätzung eigener Fähigkeiten, sondern ruft in der Gegenübertragung eher unangenehme Gefühle hervor:

- zum einen den *Druck, dem hohen Anspruch gerecht werden zu müssen* (das lässt sich meist als eine konkordante Identifizierung in der Gegenübertragung ver-

stehen: Es ist der Druck, den Patient:innen erleben, wenn sie nicht an Anforderungen scheitern dürfen),
- zum anderen ein *diffuses Gefühl von übergriffiger Nähe und Herabsetzung,* was oft Wut mit sich bringt: Die „gönnerhaft“ wirkende Einstufung als großartig durch Patient:innen gibt diesen die übergeordnete Rolle derjenigen, die Qualitäten einschätzen und Bewertungen aussprechen. Oft kündigt sich auch die Kehrseite der Idealisierung, die Entwertung, an.

Die Übertragung ist neben der Idealisierung zugleich von der Entwertung gekennzeichnet. Kleinste Abweichungen der Großartigkeit führen oft dazu, dass die Bewertung ins Gegenteil kippt und der Therapeut oder die Therapeutin als wertlos erlebt wird. Hier spiegelt sich das Selbsterleben des Patienten bzw. der Patientin zwischen Großartigkeit und Wertlosigkeit wider.

Ein häufig auftretendes Gefühl in der Gegenübertragung kann zudem Wut sein. Auf Therapeut:innen-Seite kann die Selbsterhöhung des Patienten oder der Patientin (samt der Bewertung des Therapeuten oder der Therapeutin als besonders fähig) Ärger auslösen und den Impuls, den Patienten oder die Patientin klein zu machen oder „auf seinen bzw. ihren Platz zu verweisen“. Das ist ein gutes Beispiel für das Erfordernis, nicht aus einem Gegenübertragungsgefühl in ein Agieren zu verfallen, sondern stattdessen die Gefühle und Fantasien in sich zu beobachten.

2.5.2 Übertragung bei Borderline-Persönlichkeitsstörung

Im Hinblick auf Übertragung und Gegenübertragung werden hinsichtlich des Borderline-Patterns bei Persönlichkeitsstörungen vor allem zwei psychodynamische Aspekte herausgestellt, die der Symptomatik unterliegen:
- Die Identitätsdiffusion und
- das Erleben chronischer innerer Leere.

Man geht davon aus, dass das psychische Erleben des Selbst und bedeutsamer anderer von „Fragmentierungen“ gekennzeichnet ist. Damit ist gemeint, dass kein in sich geschlossenes, kohärentes und facettenreiches Bild des Selbst zur Verfügung steht, sondern dass Teile der Selbstvorstellung mit Teilen der Vorstellungen von anderen verbunden sind. Zum Beispiel ist das Erleben von jemandem davon geleitet, dass er immer dann, wenn er sich unsicher und hilfebedürftig erlebt, das Gegenüber als machtvoll, dominant und bedrohlich erlebt (siehe auch Meehan et al., 2023, für eine EMA-Einzelfallstudie über den Zusammenhang von Zurückweisungserwartung und deren Veränderung in der therapeutischen Beziehung).

Das ist ein Beispiel für die quasi-automatische Verknüpfung eines Teils der Selbstvorstellung („Ich bin unsicher und hilfebedürftig“) mit einem Teil der Vorstellung vom anderen („Der dominante andere wird mir schaden“). Als eine Identitätsdiffusion wird dies deshalb bezeichnet, weil die Vorstellungen vom Selbst und von anderen oft rapide wechseln und mit ganz unterschiedlichen intensiven Affekten verbunden sind.

Die Identitätsdiffusion erhält in der Regel auch Einzug in die Übertragung und Gegenübertragung. Es inszenieren sich in der Therapiebeziehung entsprechende Verknüpfungen von Rollen, z. B., dass der Therapeut gerade dann als bedrohlich erlebt wird, wenn jemand die eigenen Bedürfnisse und Sehnsüchte spürt. Der Identitätsdiffusion, die sich in aller Regel darin zeigt, dass solche Übertragungsmuster instabil sind und unterschiedliche Selbst-Objekt-Dyaden einander rasch abwechseln, kann darüber begegnet werden, dass der Therapeut oder die Therapeutin Zustände eigener Verwirrung und Desorientierung (Wer bin ich in den Augen meiner Patientin oder meines Patienten? Welche Rolle bekomme ich zugewiesen?) wahrnimmt und die eigene Rolle als etwas versteht, das unmittelbar mit Selbstanteilen des Patienten oder der Patientin korrespondiert. Es kommt ihm oder ihr dann die Aufgabe zu, eine Art von vorbereitender Integration zu leisten, mit dem Ziel, dass das Selbst und andere weniger fragmentiert wahrgenommen werden und die Vorstellungen weniger instabil sind.

Eine wichtige Aufgabe in der Arbeit mit Übertragung und Gegenübertragung bei Patient:innen mit Borderline-Pattern einer Persönlichkeitsstörung besteht neben dem Zulassen von Übertragungsprozessen in mindestens ebenso hohem Maß aber auch darin, einen Rahmen für unregulierte Gefühle bereitzustellen. Das bedeutet, sich als ein Gegenüber zur Verfügung zu stellen, das zunächst interpersonell die Funktion übernimmt, Affekte auszuhalten, zu regulieren und zu differenzieren.

Merke

Die Arbeit mit Übertragung und Gegenübertragung braucht immer einen verlässlichen therapeutischen Rahmen. Nur dann kann in verantwortungsvoller Weise mit zum Teil intensiven Affekten, die sich zeigen, in geeigneter Weise gearbeitet werden.

2.5.3 Übertragung bei Depression

Für das Erleben von Beziehungen ist bei depressiven Erkrankungen in psychodynamischer Hinsicht ein Zusammenspiel dreier Aspekte bedeutsam:

- Umgang mit (emotionalen) Versorgungswünschen,
- Selbstwert(-regulation),
- Umgang mit negativen Affekten.

Vereinfacht gesprochen wird psychodynamisch im Zentrum gesehen, dass jemand starke Wünsche nach Versorgung durch andere hat, zugleich aber Zweifel daran hegt, ob er es verdient hat, dass sich jemand ihm so zuwendet, wie er es sich wünscht. So entsteht ein Gefühl der emotionalen „Unterversorgung“ samt begleitender Enttäuschungswut, die aber nur bedingt in Beziehungen eingebracht werden kann, aus Sorge, die Wünsche an andere dann erst recht nicht erfüllt zu bekommen. Stattdessen wird der Selbstwert umso mehr in Mitleidenschaft gezogen, weil jemand negative Affekte ganz „bei sich“ behält.

Auch in der Übertragung zeigen sich dann oft (ambivalente) Versorgungswünsche – die Übertragung bei Patient:innen mit depressiver Störung ist als „depending and demanding“ beschrieben worden, also als geprägt von einer anklammernden Abhängigkeit und einer Ansprüchlichkeit bzw. geprägt von passiven Versorgungswünschen. In der Übertragung zeigt sich daher oft das Zusammenspiel von Versorgungswünschen, dem Gefühl, Versorgung nicht verdient zu haben, und einem geringen Selbstwert, bei abgewehrter Aggression und geringer Konfliktfähigkeit (für empirische Daten siehe z. B. Vanheule et al., 2006).

Merke

Bei depressiven Störungen dominiert in der Übertragung oft eine anklammernde Abhängigkeit und eine (passive) Ansprüchlichkeit.

Das kann oft Gegenübertragungsgefühle in Richtung von Ärger auslösen oder dem Impuls, einen Patienten oder eine Patientin „durchschütteln“ oder ihm bzw. ihr einen „Tritt in den Hintern“ geben zu wollen. Auch hier geht es offenkundig nicht darum, dies dann handelnd auszuführen, sondern es für ein Verständnis dessen zu nutzen, welche Rollenbeziehungen sich für einen Patienten oder eine Patientin wiederholen und welchen Wert es haben kann, Wünsche an andere oder die Enttäuschung darüber in eine Beziehung gestaltend einzubringen.

Merke

Bei depressiven Störungen dominiert in der Gegenübertragung oft ein Ärgeraffekt und der Impuls, Patient:innen „durchzuschütteln“, um sie in Aktivität zu bringen.

2.5.4 Übertragung bei Zwangsstörungen und zwanghafter Persönlichkeit

Bei Zwangsstörungen wird hinsichtlich der Beziehungsgestaltung psychodynamisch oft ein Thema der Kontrolle und Unterwerfung im Mittelpunkt gesehen (z. B. Leichsenring & Steinert, 2017). Einige Aspekte insbesondere einer zwanghaften Persönlichkeitsstruktur können als ein hilfloser Versuch gesehen werden, die Kontrolle über die eigenen Affekte oder Gedanken oder über die Nähe in Beziehungen zu anderen zu behalten. Konfliktdynamisch wird, gemäß der OPD-3 (Arbeitskreis OPD, 2024), ein Konflikt aus Unterwerfung und Kontrolle als bedeutsam erachtet, das bedeutet, eine Dysbalance, die darin besteht, Kontrolle um jeden Preis zu behalten oder, wenngleich seltener, dem anderen die Kontrolle vollkommen zu überlassen.

Beides, sowohl die Frage danach, wer in Beziehungen die Kontrolle behält, als auch die latente Angst vor einem Durchbrechen unkontrollierbarer Gefühle oder Impulse, kann die Übertragung wesentlich gestalten. Einerseits treten Übertragungsformen auf, in denen ein Patient oder eine Patientin eine sehr steuernde Rolle darüber einnimmt, was in der Therapie besprochen wird. Auf der Ebene der Beziehungsgestaltung fällt es oft schwer, Kontrolle und Steuerung an den Therapeuten oder die Therapeutin abzugeben bzw. damit umzugehen, dass in der Therapie etwas auftaucht oder eingebracht wird, was man nicht schon hat kommen sehen. Das kann sich in einem sehr ausufernden Sprachstil äußern, der dem Therapeuten oder der Therapeutin wenig Zeit lässt, auf das einzugehen, was ein Patient oder eine Patientin sagt. Subjektiv dominiert ein „Gefangensein" in den eigenen Denkschleifen, interpersonell realisiert sich gerade dadurch eine Situation, in welcher der Therapeut bzw. die Therapeutin nicht zu Wort kommt. Die Übertragung kann aber auch von einer vordergründigen Anpassung und Unterwerfung geprägt sein.

Merke

Bei Zwangsstörungen dominiert in der Übertragung oft das Bemühen um Kontrolle und Steuerung, um sich vor Affekten, Kontrollverlust oder Verunsicherung zu schützen.

In der Gegenübertragung kann hinsichtlich der therapeutischen Beziehung und ihrer Dynamik entsprechend der Gegenimpuls auftauchen, anstatt des Patienten bzw. der Patientin die Kontrolle zu übernehmen und das Gespräch zu strukturieren, sich also in eine Art Machtkampf zu verstricken, wer „das Sagen hat". Auch kann der Therapeut oder die Therapeutin davon „angesteckt" werden, Therapieinhalte auf eine allzu rationale, von Emotionen und Überraschungen „gereinigte" Weise zu besprechen.

Merke

Bei Patient:innen mit Zwangsstörungen oder zwanghafter Persönlichkeit dominiert in der Gegenübertragung der (reaktive) Impuls, Kontrolle und Steuerung zu übernehmen. Oft spielt auch eine besonders rationale Betrachtung des Patienten oder der Patientin und der Schwierigkeiten eine Rolle.

2.5.5 Übertragung bei Somatischer Belastungsstörung

Die beiden „neuen" nosologischen Kategorien der Somatischen Belastungsstörung (DSM-5) bzw. der „Bodily Distress Disorder" (ICD-11) weisen gerade in ihrer Allgemeinheit darauf hin, dass sich psychische Belastung in ihrem Einfluss auf den Körper eher diffus und wechselhaft zeigen kann (statt in abgrenzbaren nosologischen Einheiten wie einer Schmerzstörung, einer Somatisierungsstörung oder spezifischer funktionaler Störungen).

Im Rahmen eines allgemeinen biopsychosozialen Modells (z.B. Egle et al., 2020) können interpersonelle Erfahrungen und Konflikte Bestandteil dessen sein, was in der Therapie bearbeitet wird (z.B. Sattel & Henningsen, 2014). Hinsichtlich der therapeutischen Beziehung tritt häufig eine charakteristische Erwartungshaltung gegenüber dem Therapeuten oder der Therapeutin auf, etwa ein misstrauischer bis fordernder Blick darauf, dass Beschwerden ernstgenommen (statt „psychologisiert") werden und „endlich mal" von jemandem gelindert werden können („Symptomklage"). Dies kann mit entsprechenden Erfahrungen in der Biografie zu tun haben (Arbeitskreis PISO, 2012, S. 56 ff.).

Zwei Übertragungsfiguren werden häufig beschrieben (siehe auch Yasky et al., 2013):

- Eine „medizinisch-fachliche" Art der Kontaktaufnahme zum Therapeuten oder zur Therapeutin (d.h. eine reduzierte emotionale Nähe) und
- die Wiederholung einer Beziehungsaufnahme im Sinne einer „Schlüsselperson" (d.h. eine eher intensivierte emotionale Nähe zu einem als „Heiler" idealisierten Therapeuten oder einer Therapeutin).

Mit der ersten Figur ist gemeint, dass Patient:innen häufig nach einer medizinischen Erklärung für die körperlichen Beschwerden suchen bzw. sich davon Entlastung versprechen. Auch im Fall einer längeren „Krankengeschichte" und einer Motivation für psychotherapeutisches Arbeiten kann es vorkommen, dass jemand von sich selbst in einer eher technischen, körper- oder handlungsnah orientierten Weise erzählt, zugleich aber auf der Suche nach einem zugewandten, „versorgenden" Gegenüber ist, das auf diese eher „fachliche" Art gesucht wird.

Die zweite mögliche Übertragungsfigur bezieht sich darauf, dass sich in der Therapiebeziehung etwas wiederholt, das Engel und Schmale (1967) als die Orientierung an einer „Schlüsselperson" beschrieben hat. Eine vom Selbst wenig unterschiedene und beständig „verfügbare" Schlüsselperson, an die sich jemand anlehnt, wird gebraucht, aber eher in ihrer Funktion zur Stabilisierung, weniger im Sinne der Besonderheit genau dieser Beziehung. Das kann Einzug in die Übertragung halten. Unterschiedlichkeit scheint erlebt zu werden als ein grundsätzliches Infragestellen der Beziehung: Entweder ist man einander gleich oder man kann nicht in einer (nahen) Beziehung zueinanderstehen.

Merke

Bei somatischen Belastungsstörungen steht in der Übertragung oft zum einen das Einholen einer (medizinisch-)fachlichen Meinung und der Wunsch nach einem Anerkennen der Belastungen im Vordergrund, zum anderen das hohe Angewiesensein auf eine „Schlüsselperson".

Für die entsprechende Gegenübertragung ist beschrieben worden, dass sich aufseiten des Therapeuten oder der Therapeutin ein Unverständnis einstellt und/oder der Impuls, rein „fachlich" zu antworten (Arbeitskreis PISO, 2012). Auch dies sollte als Beziehungsphänomen verstanden werden. Eine Gefahr besteht darin, sich von einer Patientin oder einem Patienten innerlich abzuwenden (und/oder „nur" auf einer medizinischen bzw. fachlichen Ebene zu antworten) und die eigene emotionale Antwort nicht als Teil einer zugewiesenen Rolle zu verstehen. Emotionaler Abstand, der sich auch in der Gegenübertragung zeigt, sollte als Funktion einer Regulierung von Nähe bzw. als Ausdruck einer Hilflosigkeit angesichts dessen, wie man in eine Beziehung „mit variablem" Abstand eintreten kann, betrachtet werden.

Merke

Bei somatischen Belastungsstörungen kommt es in der Gegenübertragung oft zu einem Gefühl von Unverständnis oder erschwerter Einfühlung sowie zum Empfinden eines großen emotionalen Abstands.

2.5.6 Übertragung bei anderen psychischen Störungen

Auch bei anderen psychischen Störungen ist eine Betrachtung von Phänomenen und Prozessen von Übertragung und Gegenübertragung möglich, wird hier aber nicht dezidiert erläutert werden. Besonders bei anderen Formen von Persönlichkeitsstörungen ist sie hilfreich, aber auch bei den hier nicht herausgestellten Angststörungen oder Essstörungen. Eine generalisierte Angststörung kann z. B. durchaus damit in Verbindung gebracht werden, nur wenig auf eine haltgebende, Zuversicht vermittelnde Beziehung zurückgreifen zu können. Bei einer Anorexia nervosa werden oft Autonomiethemen in die Arbeit mit Übertragung und Gegenübertragung einbezogen und bei einer Bulimie können Fragen des Selbstwerts (in den Augen anderer) fokussiert werden.

2.5.7 Besonderheiten in der Übertragung und Gegenübertragung in der Psychotherapie mit älteren Menschen

Die drei Ebenen der Therapiebeziehung stehen in einem besonderen Verhältnis, wenn es um die Behandlung von älteren Menschen geht, insofern sich hier meist die Konstellation eines deutlich jüngeren Therapeuten oder einer deutlich jüngeren Therapeutin gegenüber einem älteren Patienten oder einer älteren Patientin zeigt. Auf der Ebene der „realen“ Beziehung ergibt sich also ein Altersunterschied von nicht selten 30 oder 40 Jahren. Das kann von Patient:innen-Seite einen starken Einfluss auf die Arbeitsbeziehung haben: Ist es gut möglich, die Rollenbeziehung auszufüllen, wenn die hilfesuchende Person so viel älter ist als die professionell tätige – wenn es etwa um bestimmte Lebenserfahrungen geht, die Therapeut:innen noch nicht gehabt haben (z. B. Großelternschaft, Renteneintritt, persönliche Verluste enger, gleichaltriger Freunde oder des Lebenspartners)? Oder herrscht Dankbarkeit angesichts dessen vor, dass jemand Verständnis und Unterstützung erfährt?

Und schließlich stellen sich auch Phänomene und Prozesse von Übertragung und Gegenübertragung oft in einer spezifischen Weise dar. Übertragungen machen nicht vor demografischen Merkmalen Halt, sodass es selbstverständlich möglich ist, dass ein 70-jähriger Patient Elemente, die aus der Beziehung zu seiner Mutter stammen, mit einer 40-jährigen Therapeutin bearbeitet. Möglich ist allerdings auch, dass sich eher Aspekte der Beziehung zu den eigenen Kindern in der Therapiebeziehung äußern („umgekehrte Übertragung“; Peters & Lindner, 2019). Die verinnerlichten Muster sind, so kann man sagen, in beiden generativen Richtungen offen. Auch Kohorteneffekte sind möglicherweise zu beachten, wenn es darum geht, welches Bild von professionell Helfenden und von Psychotherapie ältere Menschen heute haben, wie leicht es älteren Menschen fällt, eine Psychotherapie aufzunehmen, oder wie leicht es den Therapeut:innen fällt, jemand „Betagteres“ aufzunehmen.

Von besonderer Bedeutung sind aber auch Gegenübertragungen – und die Eigenübertragung. Therapeutisch mit jemandem zu arbeiten, der deutlich älter ist, mobilisiert leichter eigene Beziehungsmuster, die mit den Eltern oder Großeltern zu tun haben. Auch das ist zu reflektieren, gerade weil es in der Regel seltener vorkommt. Hinsichtlich der Gegenübertragung ist zu unterscheiden, welches Störungsbild im Zentrum der Bearbeitung steht.

Merke

In der Behandlung älterer Menschen kommt es angesichts der Alterskonstellation in der Psychotherapie oft zu Phänomenen einer „umgekehrten“ Übertragung. Besondere Herausforderungen sind mit der Reflexion der Gegenübertragung in Relation zu eigenen Übertragungsanteilen verbunden.

2.6 Empirische Befunde zu Übertragung und Gegenübertragung

Im Folgenden werden einige grundlagenwissenschaftliche Befunde zu den Konzepten zusammengetragen, zunächst im Hinblick auf soziale Kognition und Lerntheorie bezüglich des Übertragungskonzeptes, danach im Hinblick auf den Versuch von Klassifizierungen bestimmter Gegenübertragungsreaktionen. Auf empirische Befunde auf der Ebene der Durchführung einer Behandlung unter Einbezug von Übertragung und Gegenübertragung wird in Kapitel 5 genauer eingegangen.

Grundlagenforschung zur Übertragung – (1) Soziale Kognition

Die Betrachtung von Übertragungsaspekten unter der Perspektive von verinnerlichten Skripten stellt eine wichtige Verbindung innerhalb unterschiedlicher therapeutischer Methoden dar (z. B. zwischen der Schematherapie und psychodynamischen Methoden). Grundlagenwissenschaftliche Ergebnisse finden sich insbesondere aus der Perspektive der sozialen Kognition (ein Überblick findet sich bei Levy & Scala, 2012; Suszek et al., 2015, S. 367 ff.). In den Untersuchungen der Arbeitsgruppe um Susan Andersen geht es unter explizitem Rückgriff auf das Übertragungskonzept und dessen experimentelle Prüfung darum, wie vorangegangene Beziehungen (und die Repräsentation bedeutsamer anderer) die Personenwahrnehmung beeinflussen und leiten. Die Autor:innen schließen dabei unmittelbar an das Übertragungskonzept (in einem nicht klinischen Sinn) an und beziehen das darin Gemeinte auf die soziale Wahrnehmung (Andersen et al., 1995; Andersen & Berk, 1998; Przybylinski & Andersen, 2013), auch im Hinblick auf kognitive Verzerrungen (Andersen & Przybylinski, 2014). Aus den Ergebnissen werden Folgerungen für die Psychotherapie im Hinblick auf den Einbezug der Frage, wie sich entsprechende Verzerrungen in einem dysfunktionalen Erleben und Gestalten von Beziehungen zeigen, abgeleitet (Andersen & Przybylinski, 2012; Miranda & Andersen, 2007).

Das in den Untersuchungen eingesetzte Paradigma besteht darin, Proband:innen in einem ersten Teil darum zu bitten, für sie bedeutsame andere zu beschreiben. In einem zweiten Teil, der den Proband:innen nicht als damit inhaltlich verbunden ersichtlich ist, geht es dann darum, dass sie Einschätzungen zu ihnen fremden Personen vornehmen sollen. Es zeigt sich u. a., dass Proband:innen sich fälschlicherweise an etwas zu erinnern meinen, was sie über neu kennengelernte Personen erfahren, wenn diese Informationen etwas mit den für sie bedeutsamen anderen zu tun haben, und zwar unabhängig davon, ob der bedeutsam andere gemocht wird oder nicht gemocht (z. B. Andersen & Baum, 1994; Berk & Andersen, 2000). Auch Brumbaugh und Fraley (2006) zeigen in ihrer Untersuchung, dass die Repräsentationen vorangegangener Partner:innen in einer Liebesbeziehung die Wahrnehmung neuer Personen beeinflussen, sowohl wenn diese jenen ähneln als auch wenn sie es nicht tun. Der Prozess, dass entsprechende Muster die aktuelle soziale Wahrnehmung leiten, geschieht überwiegend automatisch, also ohne Absicht, Anstrengung oder Bewusstsein (Andersen, Reznik & Glassman, 2005). Er kann auch nicht „verhindert" werden (Przybylinski & Andersen, 2013). Das weist darauf hin, dass die Resultate einer Verinnerlichung und Generalisierung sich auch implizit durchsetzen können und Individuen in ihrem Erleben einer aktuellen sozialen Situation unerkannterweise von Erwartungen gelenkt werden und Entscheidungen und emotionale Bewertungen entlang dieser Erwartungen fällen.

Andersen und Przybylinski (2018) tragen die Ergebnisse zusammen und sprechen von einem „shared meaning systems" in der Wahrnehmung der eigenen Person und der sozialen Welt. Das Wissen um bedeutsame andere steuert neue Begegnungen und führt zu vorhersehbaren kognitiven, bewertenden, motivationalen und verhaltensbezogenen Konsequenzen sowie Veränderungen in der Selbstregulierung (Andersen, Reznik & Glassman, 2005). Werte und Überzeugungen, die in der geteilten Realität naher Beziehungen ausgebildet werden, sind im Gedächtnis mit dem Wissen über bedeutsame andere Personen verbunden und werden daher dann aktiviert, wenn eine neue Person dieses Wissen über bedeutsame andere Personen durch bestimmte „cues" aktiviert („Übertragung"). Diese geteilten Überzeugungen werden dann an die neue Person herangetragen und können vor Bedrohung schützen. Sie können relationale und epistemische Funktionen erfüllen und werden als „umbrella of meaning" bezeichnet (Przybylinski & Andersen, 2015; siehe zu einem Verständnis von Übertragung als „attraktivem Systemzustand" zudem Gumz et al., 2008). Diese Befunde weisen auf etwas Wichtiges hin, nämlich dass Übertragungsprozesse nicht allein eine Verzerrung oder Einengung bedeuten (müssen), sondern auch eine kognitiv ordnende und emotional schützende Funktion für das Individuum haben können.

Merke

Grundlagenwissenschaftliche Untersuchungen liefern Belege dafür, dass der Einfluss bedeutsamer anderer Personen eine (nicht absichtsvolle) Rahmung für die soziale Wahrnehmung darstellt.

Gezeigt wird also: „Übertragung" ist die Aktivierung von etwas, das das Selbst in der Vergangenheit mit bedeutsamen anderen Personen verbunden hat; es wird in einer aktuellen Beziehung durch bestimmte Merkmale ausgelöst – mit der Konsequenz, dass jemand die Situation so bewertet und sich so verhält, dass geteilte Bedeutung (wieder) möglich wird oder verteidigt werden kann (siehe auch das Konzept des epistemischen Vertrauens; z.B. Nolte & Fonagy, 2023). Dies bedeutet also, dass Übertragungsprozesse wissenschaftlich nachgewiesen werden können, auch wenn dies noch keine Aussage zulässt, ob dies im von der Psychodynamik postulierten Umfang geschieht.

Grundlagenforschung zur Übertragung – (2) Lerntheorie

Rabinovich und Kacen (2012) legen einen Vergleich des Übertragungskonzepts mit kognitiv-behavioralen Theorien vor und verstehen es im Rahmen einer lerntheoretischen Betrachtung von Generalisierungsprozessen. Aus ihrer Sicht ist Übertragung „eine konditionierte Reaktion, die sich auf der Grundlage der wiederholten Verknüpfung von inneren thematischen Reizen entwickelt" und sie nehmen an, dass „Prozesse der Generalisierung und Diskrimination eine Rolle bei der Beständigkeit von Übertragungsmustern und bei der Variabilität der Ausrichtung des Netzwerks spielen" (2012, S. 216, Übers. v. Verf.). Eine „thematische Konditionierung" wird von den Autoren verstanden als ein „Lernprozess, in dem Themen miteinander verknüpft werden, was zur Entwicklung eines *thematischen Netzwerks* führt, das für eine Person einzigartig ist und deren Übertragungsmuster und innere Welt zum Ausdruck bringt" (S. 216, Übers. u. Hervorh. v. Verf.).

Mit dem Ziel einer theoretischen Integration untersuchen Rabinovich und Kacen (2012) 33 „Übertragungs-Fallstudien" aus Zeitschriften mit Peer Review. Sie wenden dazu die Methode des Zentralen Beziehungskonfliktthemas (ZBKT-Methode) an (vgl. Kapitel 3.2.1), um das Material zu ordnen. Außerdem nutzen sie die Methode „Relationships between components" (RBC-Methode), um Verknüpfungen von Stimuli und Übergeneralisierungen zu erfassen. Die RBC-Methode (Rabinovich, 2020) ist als ein Verfahren der Metasynthese dafür entwickelt worden, psychoanalytische Falldarstellungen miteinander zu vergleichen und deren Bestandteile in Relation zu anderen Verfahren zu setzen.

Rabinovich und Kacen (2012) finden in ihrer Untersuchung vier Ergebnisse:

1. In allen Fällen gibt es einen Lernprozess, den sie als eine Verbindung einer internalen Repräsentation mit interpersonellen Events verstehen.
2. In 90 Prozent der Fälle kommt es zu einer Übergeneralisierung bestimmter *dominanter* Themen (also solcher, welche die momentane soziale Wahrnehmung überlagern), in deren Licht Ereignisse verzerrt erlebt werden (siehe auch Rabinovich & Kacen, 2009).
3. Auch *sekundäre* Themen aktivieren die dominanten Themen. In einem thematischen Netzwerk erfolgen Reaktionen auf unterschiedliche Reize dann gehäuft dem dominanten Thema entsprechend (also generalisiert).
4. In Therapien treten neue Themen auf, die wiederum auf Beziehungen außerhalb der Therapie generalisiert werden können. So werden Veränderungen möglich. Interventionen bezüglich Übertragungsmustern können dann prinzipiell einen Rückgang der Übergeneralisierung bewirken.

Grundlagenforschung zur Gegenübertragung – (1) Formen

Forschungsergebnisse zur Gegenübertragung beschränken sich fast ausschließlich darauf, unterschiedliche Formen zu unterscheiden, indem Typologien vorgelegt werden und/oder spezifische Gegenübertragungsreaktionen (korrelativ) mit bestimmten Symptomgruppen bzw. Störungsbildern in Verbindung gebracht werden. Das kann für die klinische Arbeit informativ sein, von Erkenntnissen über kausale Zusammenhänge (z.B. für bestimmte Störungsbilder) kann gleichwohl nicht gesprochen werden. Auch ist zu beachten, dass – anders als bei dem Konzept der Übertragung – keine außerklinische Grundlagenforschung vorliegt, weil das Konzept der Gegenübertragung auf Behandlungen beschränkt bleibt.

Exemplarisch können drei aktuellere Arbeiten herausgegriffen werden:

Tishby und Wiseman (2014) finden fünf unterschiedliche Formen von Gegenübertragung orientiert an der ZBKT-Methode (siehe auch Velarde et al., 2024; allerdings in einer kleinen Stichprobe von nur fünf Therapeut:innen und 12 Behandlungen als Datengrundlage):

- Eigener Wunsch an Elternfiguren wird auf Patient:innen übertragen (z.B. von einem Patienten gemocht werden wollen),
- eigene Reaktion des Objekts wird auf Patient:innen projiziert (z.B. erwarten, dass eine Patientin emotional nicht erreichbar sein wird),
- eigene Reaktion des Subjekts (auf die Reaktion des Objekts) wird mit Patient:innen wiederholt (z.B. einem Patienten innerlich vorwerfen, dass er sich nicht erreichen lässt),
- negative Reaktion des Objekts von Patient:innen wird wiederholt (z.B. einen Patienten so tadeln, wie es seine Eltern getan haben),
- negative Reaktion des Objekts von Patient:innen wird repariert (z.B. eine Patientin, die besonders viel Tadel erfahren hat, loben).

Berg und Lundh (2022) untersuchen in einem personenzentrierten Zugang die Gegenübertragungsstile von 218 Therapeut:innen. Dabei finden sie sechs Gegenübertragungsformen: (1) over-engaged (überengagiert), (2) disengaged (entkoppelt), (3) low intensity of countertransference (geringe Intensität der Gegenübertragung), (4) high intensity in countertransference (hohe Intensität in der Gegenübertragung), (5) parental (elterlich) und (6) sexualizing (sexualisiert).

Barreto und Matos (2024) schließlich unterscheiden zwei konflikthafte und zwei nicht konflikthafte Formen der Gegenübertragung (vgl. Tabelle 2). Die beiden konflikthaften werden als „subjektive Gegenübertragung“ und „objektive Gegenübertragung“ bezeichnet, also zum einen die therapeutenspezifischen Antworten auf Patient:innen, zum anderen diejenigen Antworten von unterschiedlichen Therapeut:innen, die für denselben Patienten oder dieselbe Patientin jeweils dieselben sind. Hinsichtlich der nicht konflikthaften Gegenübertragungsformen unterscheiden die Autoren zwischen der therapeutischen Haltung (durch Therapeut:innen

Tabelle 2: Vier Formen der Gegenübertragung (nach Barreto & Matos, 2024)

	Konflikthaft	Nicht konflikthaft
Durch Therapeut:in hervorgerufen	Subjektive Gegenübertragung	Therapeutische Haltung
Durch Patient:in hervorgerufen	Objektive Gegenübertragung	Entstehende Erfahrung („emerging experience")

bereitgestellt) und der entstehenden Erfahrung, die als Elemente der gemeinsamen Beziehung reflektiert werden können.

Grundlagenforschung zur Gegenübertragung – (2) Bezug zur Symptomschwere

Löffler-Stastka et al. (2019) diskutierten die Frage nach der Validität in der Auswertung von Gegenübertragung. Dazu wurden 81 Patient:innen mit der Diagnose Depression anhand von 605 Sitzungen mittels des Countertransference Questionaires durch externe Rater:innen untersucht. Es zeigt sich, dass die Gegenübertragungsreaktionen von der Art der Behandlung (in der Untersuchung berücksichtigt wurden psychodynamische Psychotherapie, analytische Psychotherapie und Verhaltenstherapie), vom Schweregrad der Depression sowie vom Ausmaß der interpersonellen Probleme abhängt. Etwa 8.6 Prozent der Varianz in der emotionalen Reaktion von Therapeut:innen korreliert mit Merkmalen und Handlungen des Patienten oder der Patientin in der Behandlung.

Auch wenn in manchen Arbeiten unterschiedliche Muster von Übertragung und Gegenübertragung bei unterschiedlichen diagnostischen Gruppen gefunden werden (Connolly et al., 1996; Connolly et al., 2000; Faller 1999, 2000; siehe auch Andersen et al., 2006, zu Übertragungsmustern bei unterschiedlichen Bindungsrepräsentationen), konzentriert sich die Forschung hinsichtlich der Gegenübertragungsphänomene in Relation zur Diagnose ganz überwiegend auf die Frage der Symptomschwere und des Vorliegens der Diagnose einer Persönlichkeitsstörung. Dabei handelt es sich meist um Studien, die auf bestimmte Korrelationen hinweisen, aber nicht auf Ursache-Wirkungs-Zusammenhänge zwischen Diagnose oder Schweregrad einer Störung und Art der Gegenübertragung.

Dabei scheinen sich die Muster der Gegenübertragung bei depressiven Patient:innen von denen bei Patient:innen mit Persönlichkeitsstörung zu unterscheiden (McIntyre & Schwartz, 1998; Putrino et al., 2020). Putrino et al. (2020) finden in physiologischen Markern und subjektivem Erleben, dass Therapeut:innen in der Arbeit mit depressiven Patient:innen häufig unter Müdigkeit leiden, während sie sich in der Arbeit mit Patient:innen mit Borderline-Persönlichkeitsstörung dysreguliert fühlen. Diese Befunde könnten sich dadurch erklären, dass hier in der Gegenübertragungsreaktion Aspekte der Einfühlung bzw. Empathie (ein depressiver Patient fühlt sich niedergeschlagen und müde, eine Patientin mit Borderline-Persönlichkeitsstörung hat Schwierigkeiten mit der Regulierung) mit Aspekten der Art der interpersonellen Beziehungsgestaltung auf Patient:innen-Seite zusammenkommen.

Røssberg, Karterud, Pedersen und Friis (2010) oder Lingiardi et al. (2015) zeigen einen Zusammenhang zwischen der Schwere der Störung und der Art und Stärke der Gegenübertragung. Colli et al. (2014) stellen dar, dass sich Therapeut:innen in der Arbeit mit Patient:innen mit Borderline-Persönlichkeitsstörung häufiger hilflos, überflutet und „overinvolved" fühlen sowie dass die Symptomschwere auch zu einer intensiveren (negativen) Gegenübertragung führt. Tanzilli et al. (2017) führen an, dass sich in Behandlungen von Patient:innen mit narzisstischer Persönlichkeitsstörung bei Therapeut:innen häufiger Gefühle von Wut und Genervtheit, der Eindruck, von Patient:innen entwertet und kritisiert zu werden, sowie Gefühle von Hilflosigkeit, unzureichend zu sein, sowie letztlich Rückzug einstellen.

Die Befunde werfen dabei die Frage auf, wie zwischen dem in den Studien als Gegenübertragung operationalisierten Empfindungen bzw. Reaktionen und allgemeineren Konzepten wie Empathie oder Einfühlung unterschieden werden kann. Dass Therapeut:innen in der Arbeit mit hochbelasteten Patient:innen mit höherer Wahrscheinlichkeit selbst Überforderungsgefühle erleben, ließe sich auch über die Einfühlung in die innere Welt des Gegenübers begreifen. Ähnliches kann gesagt werden für ein „gelähmtes" Gefühl in der Gegenübertragung angesichts eines depressiven Patienten oder einer depressiven Patientin. Für weitere Forschung wird daher wichtig sein, eine emotionale Antwort in der Gegenübertragung nicht schlicht unter der Perspektive einer „Ansteckung" zu betrachten (das deckt nur einen Teil des Konzepts ab), sondern auch diejenigen (weniger leicht operationalisierbaren) Gegenübertragungsphänomene zu untersuchen, die mit impliziten Rollenzuweisungen und Erwartungen zu tun haben, die ein Therapeut oder eine Therapeutin aufnimmt und in sich zu verstehen versucht (z. B. einen umfassenden „Versorgungsauftrag", den jemand in der Arbeit mit einem depressiven Patienten besonders stark spürt).

Ein weiterer wichtiger Befund betrifft das Gegenübertragungsmanagement – darauf wird in Kapitel 5 genauer eingegangen.

Merke

Treten starke (negative) Gegenübertragungsgefühle auf, dann kann das ein Anzeichen für einen hohen Schweregrad der Erkrankung sein und es gibt ein Risiko für negative Therapieergebnisse. Übertragungsdeutungen können sich als hilfreich erweisen, um dieses Risiko zu mindern.

2.7 Kritische Würdigung der Konzepte

Die Konzepte von Übertragung und Gegenübertragung stellen eine wichtige Grundlage für die zeitgenössische Psychotherapie dar. Dass Beziehungserfahrungen verinnerlicht werden und sich zu Beziehungsmuster generalisieren, die dann das innere „Modell“ dafür liefern, andere Menschen in neuen Beziehungserfahrungen ähnlich zu erleben, wird von empirischen Befunden gestützt. Hier zeigt sich besonders, dass Übertragungen einerseits Verzerrungen sein können, andererseits aber auch eine ordnende und unter Umständen schützende Funktion für die Person haben können. In diesem Sinn kann die Untersuchung von Übertragungsprozessen eine wichtige Funktion in der Diagnostik sowie der Planung und Durchführung einer Psychotherapie haben. Dementsprechend ist auch der Einbezug der Gegenübertragung ein wichtiger Faktor. Dass eine emotionale Reaktion auf das, was sich als verinnerlichte und generalisierte Beziehungsmuster auch in der therapeutischen Beziehung zeigt, ein Ausgangspunkt dafür sein kann, sich in einen Patienten oder eine Patientin einzufühlen und Überlegungen dazu zu entwickeln, was es ist, das sich für ihn oder sie in aktuellen Beziehungen wiederholt, und welche negativen Erwartungen und Verzerrungen damit verbunden sind, wird ebenfalls durch Untersuchungen unterstrichen. Dazu gehört auch der Hinweis, dass sich die Arbeit mit Gegenübertragung dann als hilfreich erweist, wenn diese reflektiert wird und auch Einzug in die Interventionen hält.

Gleichwohl ist der Einbezug von Übertragung und Gegenübertragung in die therapeutische Arbeit mit einigen konzeptuellen Problemen verbunden. Zu nennen sind hier insbesondere folgende:

- Zugunsten der Ebene der Übertragungs-Gegenübertragungs-Beziehung könnten die anderen beiden Ebenen, d.h. die reale Beziehung und die Arbeitsbeziehung, vernachlässigt werden und so die Aktualisierung verinnerlichter Beziehungsmuster überbetont werden.
- Die Betonung bestimmter Äußerungen und Empfindungen von Patient:innen könnten als Übertragungsphänomene deklariert werden, wenn es eigentlich um das konkrete Klären eines Bruchs in der therapeutischen Beziehung gehen müsste.
- Es könnte übersehen werden, dass die Perspektive auf Übertragungsprozesse einer „dynamischen“ Adaptation bedarf, und zwar hinsichtlich Störungsbild und Behandlungsziele, d.h., es könnte vernachlässigt werden, dass Übertragungsprozesse bei unterschiedlichen Störungsbildern unterschiedlich stark vorkommen und unterschiedlichen Anteil an der therapeutischen Arbeit haben sollten.
- Insbesondere der Einfluss weit zurückliegender Beziehungserfahrungen könnte gegenüber dem Einfluss aktueller Erfahrungen (in Beziehungen, aber auch außerhalb dieser) überschätzt werden.

- Das Konzept der Gegenübertragung wird oft uneinheitlich verwendet und die Unterscheidung zu eigenen Übertragungsprozessen aufseiten des Therapeuten oder der Therapeutin ist damit konzeptuell oft unklar, was die Gefahr mit sich bringt, eigene verinnerlichte Muster als rein durch Patient:innen hervorgerufen zu deklarieren.

Auf konzeptueller bzw. grundlagenwissenschaftlicher Ebene ist zu sagen, dass insbesondere zur genaueren Beschreibung und Erfassung von Gegenübertragungsgefühlen weitere Forschung nötig ist. Auf die kritische Würdigung der Behandlungstechnik wird in Kapitel 5 genauer eingegangen.

2.8 Folgerung: Die Therapiebeziehung als Ort der Reflexion und der Veränderung von internalisierten Beziehungsmustern

Zwei zentrale Folgerungen ergeben sich aus der konzeptuellen Betrachtung von Übertragung und Gegenübertragung:
1. Die Analyse der Übertragung ist ein Mittel der Diagnostik des impliziten Beziehungserlebens.
2. Die Reflexion der Gegenübertragung ermöglicht die Einfühlung in das Selbsterleben und das Erleben anderer durch Patient:innen.

In beidem zeigt sich die besondere Bedeutung eines professionellen, aber einfühlsamen Umgangs mit den eigenen Gefühlen aufseiten des Therapeuten oder der Therapeutin.

Die Therapiebeziehung kann also als Ort der Reflexion und der Veränderung internalisierter Beziehungsmuster genutzt werden. Aus der bisherigen Betrachtung des Verstehens von Übertragung und Gegenübertragung ist ersichtlich geworden, dass vor allem drei Bereiche genauer zu betrachten sind:
1. eine methodisch geleitete und somit gesicherte Diagnostik von Übertragungsprozessen,
2. daraus abgeleitet eine Indikationsstellung und Behandlungsplanung, samt einer Untersuchung des Stellenwerts der störungsspezifischen Arbeit mit Übertragung und Gegenübertragung,
3. die Umsetzung in klinische Entscheidungsprozesse und konkrete Behandlungstechniken.

3 Indikation und Diagnostik

Der Einfluss des Beziehungserlebens auf die Entstehung psychischer Störungen kann unterschiedlich groß sein – und damit auch die Bedeutung des Beziehungserlebens für Veränderungsziele und für das therapeutische Arbeiten auf dem Weg, diese Ziele zu erreichen. Von den drei im vorangegangenen Kapitel erörterten Ebenen der therapeutischen Beziehung ist das förderliche Angebot einer „echten" Beziehung in jeder Behandlung von zentraler Bedeutung. Dasselbe gilt für die zweite Ebene, die der therapeutischen Arbeitsbeziehung. Weniger leicht zu beantworten ist allerdings der Stellenwert der Übertragungs-Gegenübertragungs-Ebene der therapeutischen Beziehung bei unterschiedlichen Störungen und in ihrer spezifischen Ausprägung.

Daher ist auch die Frage nach der Gewichtung einer Arbeit mit Übertragung und Gegenübertragung bei unterschiedlichen Störungen zu stellen – und es ist zu betrachten, wie aus der eher allgemeinen, stark auf dem subjektiven Erleben einer Therapeutin oder eines Therapeuten beruhenden Einschätzung von Übertragung und Gegenübertragung eine valide Form der Beziehungsdiagnostik wird, aus der sich therapeutisches Handeln ableiten lässt.

3.1 Zur Indikation für die Arbeit mit Übertragung und Gegenübertragung

Hier geht es um eine Diagnostik, welche Elemente einer psychischen Störung und einer entsprechenden Behandlungsplanung einen stärkeren Einbezug von Übertragung und Gegenübertragung nahelegen.

3.1.1 Behandlungsmotivation

Eine eher unspezifische Komponente hinsichtlich der Indikation für eine Arbeit mit Übertragung und Gegenübertragung stellt die Motivation eines Patienten oder einer Patientin dahingehend dar, in einem vertieften Blick auf die Beziehung in der Therapie ein wichtiges Element der Behandlung zu sehen. Eine ausreichende

Aufklärung über das therapeutische Vorgehen (auf der Ebene der Verfahren, der störungsspezifischen Behandlung u.a.) ist in der Psychotherapie immer geboten, denn ohne sie ist eine konsensuell getroffene Entscheidung über „tasks" und „goals" in der gemeinsamen Arbeit in aller Regel nicht möglich.

Soll ein Arbeiten mit Übertragung und Gegenübertragung in die Therapie einbezogen werden, ist es daher von besonderer Bedeutung, dass Patient:innen wissen, dass und mit welchen Zielen der Therapeut oder die Therapeutin das Beziehungsgeschehen zwischen beiden ansprechen wird. Ohne Zweifel ist es denkbar irritierend, wenn eine Therapeutin oder ein Therapeut wiederholt darauf zu sprechen kommen, wie ein Patient oder eine Patientin ihn oder sie denn so erlebt - ohne eine dezidierte Aufklärung kann das schnell so erlebt werden, als wäre der Therapeut oder die Therapeutin selbstbezogen.

Merke

Eine Aufklärung von Patient:innen über das therapeutische Vorgehen ist für die Arbeit mit Übertragung und Gegenübertragung besonders wichtig. Das Ansprechen der aktuellen Beziehung zwischen Patient:in und Therapeut:in kann ansonsten verunsichern und verstören.

Die Aufklärung über den behandlungstechnischen Einbezug dessen, wie sich verinnerlichte Beziehungsmuster in der Therapiebeziehung zeigen, dient nicht allein der Transparenz des therapeutischen Vorgehens, sondern soll es Patient:innen noch grundlegender ermöglichen, sich für oder gegen das entsprechende Vorgehen zu entscheiden. Dazu sind in der Regel mehrere Sitzungen während der Probatorik erforderlich, wobei nicht auszuschließen ist, die Arbeit mit Übertragung und Gegenübertragung auch während einer laufenden Behandlung stärker einzubeziehen (z.B. bei ausbleibender Veränderung, die im Zusammenhang mit Beziehungsmustern und damit verbundenen Ängsten gesehen wird).

Exkurs: Die Probedeutung

Zur Stellung einer Differenzialindikation für psychodynamische Psychotherapie (und insbesondere analytische Psychotherapie) wird während der probatorischen Sitzungen in der Regel auf sogenannte Probedeutungen zurückgegriffen. Unter einer Deutung wird allgemein verstanden, dass in Form einer verbalen Intervention mögliche unbewusste Vorstellungen oder Prozesse angesprochen werden.

Eine Probedeutung wird im Zuge der Prüfung für und Einleitung einer psychodynamischen Behandlung gegeben. Auf diese Weise können Patient:innen sich ein Bild von einem Teil der Arbeit in der Behandlung machen und Therapeut:innen erhalten einen Eindruck von deren Vermögen, auf diese Art und Weise zu arbeiten, also z. B., wie sie Introspektion einsetzen können, um einen veränderten Blick auf sich selbst und andere zu werfen. Der besondere Charakter der Probedeutung ist, dass sie vergleichsweise früh gegeben wird und hypothetischen Charakter hat. Oft wird sie aus Sicht des Patienten oder der Patientin heraus formuliert. Sie hat häufig das mögliche Erleben der therapeutischen Beziehung bzw. des Selbst darin zum Gegenstand.

Auch jenseits der Differenzialindikation kann eine Probedeutung eingesetzt werden, um die Möglichkeiten und den Nutzen einer Arbeit mit Übertragung und Gegenübertragung zu prüfen.

Es kann wichtig sein zu beachten, dass nicht jede Motivation zur Arbeit mit Übertragung und Gegenübertragung auf Patient:innen-Seite auch eine Indikation für deren Einsatz bedeutet. Es soll also eine Balance gefunden werden zwischen der *Motivation* und Neugier hinsichtlich des Arbeitens mit Übertragung und Gegenübertragung auf Patient:innen-Seite und der fachlichen *Indikation* für dieses Vorgehen im Hinblick auf die vorliegende Störung und die Behandlungsziele.

Merke

Hinsichtlich der Behandlungs*motivation* ist zu sagen, dass die Arbeit mit Übertragung und Gegenübertragung dann sinnvoll ist, wenn Patient:innen über das Vermögen und die Bereitschaft verfügen, gemeinsam mit dem Therapeuten oder der Therapeutin über das aktuelle Beziehungsgeschehen im Behandlungszimmer im Hinblick auf Symptome nachzudenken. Ob dies auch fachlich indiziert ist, ist angesichts des Störungsbildes und der Behandlungsziele zu prüfen.

3.1.2 Die Ebene der psychischen Störung

In der hier vorgestellten Theorie wird der Einfluss von Beziehungserfahrungen auf die psychische Entwicklung grundsätzlich in den Mittelpunkt gestellt.

An dieser Stelle bleibt eine erbliche bzw. epigenetische Komponente in der Entwicklung psychischer Störungen ebenso außen vor wie kritische Lebensereignisse, die nicht direkt mit der Qualität der Beziehungen zu tun haben (wie z. B. ein Unfall oder eine Naturkatastrophe). Ebenso spielen Erfahrungen nur eine nebengeordnete Rolle, in denen punktuell eine negative Beziehungserfahrung gemacht wird, etwa die Erfahrung physischer Gewalt. An dieser Stelle geht es im Hinblick auf die Darstellung der Indikation für eine Arbeit mit Übertragung und Gegenübertragung um Fragen wiederkehrender Muster in bedeutsamen Beziehungen und deren Verinnerlichung, die einen Einfluss auf Gesundheit und Krankheit haben. Damit ist nicht gesagt, dass andere Aspekte eines biopsychosozialen Modells der Entstehung und Äußerungsformen psychischer Störungen keine Rolle für die allgemeine Indikation oder Behandlungsplan spielen.

Für die Frage nach der Indikation für eine Arbeit mit Übertragung und Gegenübertragung ist auf der Betrachtungsebene der psychischen Störung entscheidend, welche wiederholten Beziehungserfahrungen jemand gemacht hat, die nun eine Rolle in der Entwicklung und Aufrechterhaltung der Symptomatik spielen.

In den folgenden störungsbezogenen Bereichen kann der Arbeit mit Übertragung und Gegenübertragung eine besonders große Bedeutung zukommen:

- Bei Vorliegen einer Persönlichkeitsstörung, insbesondere im Hinblick auf wiederkehrende *interpersonelle Konflikte* und/oder eine Beeinträchtigung der Möglichkeit zu Empathie oder Perspektivwechsel; ein wichtiger Bereich kann auch eine starke Neigung dazu sein, sich dort in (auto-)destruktive Handlungen zu verstricken, wo es um emotionales Erleben in Beziehungen geht. Dies kann beispielsweise in einem häufigeren Vorkommen von Brüchen in der Arbeitsbeziehung seinen Ausdruck finden, welche dann gleichwohl nicht allein auf der Ebene der Übertragung zu reparieren sind.
- Bei starker Beteiligung *negativer Erwartungen an andere* und an eigene Bewältigungsmöglichkeiten (z.B. einer Depression oder generalisierten Angststörung).
- In Fällen, bei denen auf eine grundlegend gegebene Introspektionsfähigkeit punktuell, nämlich bezogen auf das Selbst in Beziehung zu anderen, nicht zurückgegriffen werden kann, z.B., wenn es jemandem *schwerfällt, Verbindungen* zwischen früheren und aktuellen Beziehungen zu sehen oder *zwischen dem eigenen Handeln und dessen Wirkung auf andere* (das kann ebenfalls bei Persönlichkeitsstörungen eine Rolle spielen, aber auch bei Zwangsstörungen, Essstörungen oder manchen psychosomatischen Erkrankungen).
- Im Hinblick auf angestrebte und realistische Behandlungsziele, nämlich in solchen Fällen, in denen eine Reflexion und Veränderung der verinnerlichten Beziehungsmuster in erwartbarer Weise zu einer Linderung der Symptomatik führt.

Die Verbindung zwischen den vier Bereichen (interpersonelle Konflikte, negative Erwartungen an Beziehungen, punktuell blockierte Introspektionsfähigkeit, Verbindung mit Behandlungszielen) ergibt ein störungs- bzw. symptombezogenes Bild einer Indikation für die Arbeit mit Übertragung und Gegenübertragung.

Merke

Auf der Ebene der psychischen Störung ist zu sagen, dass eine Indikation für die Arbeit mit Übertragung und Gegenübertragung besonders dann vorliegt, wenn die Symptome als Ausdruck eines belasteten Erlebens des Selbst in Beziehung zu anderen verstanden werden können.

3.1.3 Folgerung: Arbeit an der Veränderung, wie jemand sich selbst im Verhältnis zu anderen erlebt

Zusammenfassend kann man sagen, dass die Arbeit mit Übertragung und Gegenübertragung dann indiziert ist, wenn sich die Behandlungsziele an der Veränderung dessen orientieren, wie jemand sich selbst im Verhältnis zu anderen erlebt (und wie die Person auf der Grundlage dessen handelt). Dabei spielt die Behandlungsdiagnose eine nebengeordnete oder indirekte Rolle, verglichen mit dem Stellenwert der Behandlungsziele. Betreffen diese das Erleben des Selbst-in-Beziehung, dann kann die Arbeit mit Übertragung und Gegenübertragung in förderlicher Weise einbezogen werden.

Merke

Die Arbeit mit Übertragung und Gegenübertragung besteht darin, die Art und Weise zu verändern, wie jemand sich selbst in Beziehung zu anderen erlebt.

Daraus erwachsen Folgerungen für die Diagnostik. Denn so wird entscheidend, ob es solche Arten verinnerlichter Beziehungsmuster (und daraus entstehende Konsequenzen dafür, wie jemand sich selbst im Verhältnis zu anderen erlebt) gibt, die jemanden im Hinblick auf das Erleben des Selbst-in-Beziehung hemmen oder ihn schädigen.

3.2 Diagnostische Instrumente

Neben den bislang beschriebenen klinischen Phänomenen und konzeptuellen Modellen zu Übertragung und Gegenübertragung lassen sich standardisierte Formen beschreiben, mit deren Hilfe Übertragungsphänomene darstellbar und prüfbar werden. Es handelt sich dabei überwiegend um diagnostische Instrumente, die dabei helfen, aus einem klinischen Interview oder einer Therapiesitzung wiederkehrende Muster in eine systematisierte Form zu bringen.

3.2.1 Zentrales Beziehungskonfliktthema

Von Luborsky und Crits-Christoph (1990; siehe auch Albani et al., 2008) wird die Konzeption des Zentralen Beziehungskonfliktthemas vorgelegt (kurz: ZBKT bzw. CCRT [Core Conflict Relationship Theme]). Dabei handelt es sich um eine Operationalisierung von Übertragungsmustern vor dem Hintergrund wiederkehrender verinnerlichter Beziehungserfahrungen (Luborsky et al., 1986; Crits-Christoph, Luborsky et al., 1988). Die ZBKT-Methode ist auch integriert in die Methode der supportiv-expressiven Psychotherapie (Luborsky, 1995), einer Verbindung von psychodynamisch-aufdeckenden mit stabilisierenden Therapieelementen. Diese hat Einzug gehalten in manualisierte Formen der psychodynamischen Behandlung von Sozialer Phobie (Leichsenring et al., 2007) oder Zwangsstörung (Leichsenring & Steinert, 2017).

In der ZBKT-Methode zur Erfassung von verinnerlichten Mustern unter Betrachtung möglicher Übertragungsphänomene werden drei Elemente unterschieden (vgl. Abbildung 1):

- *Wunsch des Subjekts.* Hier wird ein Wunsch bzw. ein Bedürfnis des Subjekts (des Patienten oder der Patientin) benannt, der bzw. das wiederkehrt und charakteristisch ist für ein dem Erleben und einer Symptomatik zugrundeliegenden Konflikt. Beispiele dafür können sein: ein Wunsch nach Zuwendung oder Versorgung, ein Wunsch nach Individuation.
- *Reaktion des Objekts auf den Wunsch des Subjekts.* Hier wird beschrieben, welche Reaktion der Patient oder die Patientin als Antwort auf seine Wünsche oder Bedürfnisse erwartet. Hier wird das „Objekt" benannt, nämlich die Objektvorstellung des Patienten oder der Patientin. Es werden also keine realen Interaktionen, die etwa berichtet werden, auf eine Struktur gebracht, sondern es geht darum, wie der Patient oder die Patientin seine bzw. ihre personale Umwelt erlebt. Als Beispiel kann also formuliert werden: Wünsche nach Zuwendung werden mit Zurückweisung beantwortet; oder: Wünsche nach Individuation werden mit emotionaler Bedürftigkeit der anderen beantwortet.
- *Reaktion des Subjekts auf die Reaktion des Objekts.* Als drittes Element schließlich geht es darum, wie der Patient oder die Patientin wiederum auf die erwartete Beantwortung seiner bzw. ihrer Wünsche reagiert. Das kann besonders wichtig werden, wenn es um so etwas wie selbsterfüllende Prophezeiungen dahin-

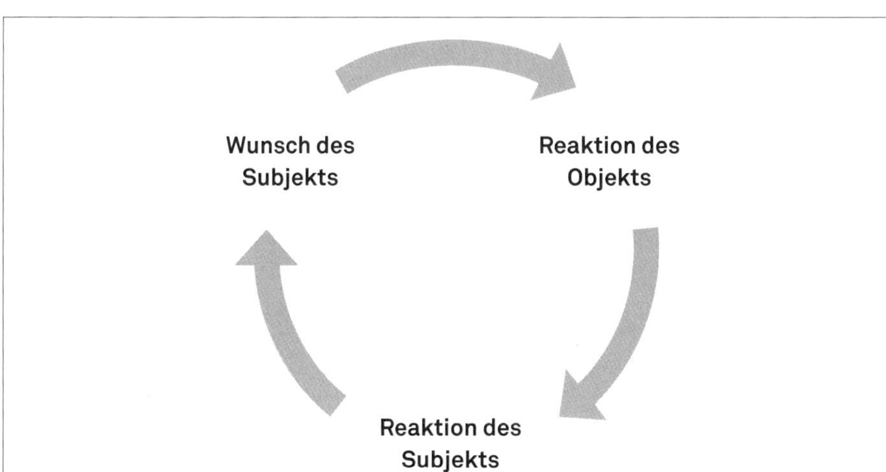

Abbildung 1: Das ZBKT-Schema

gehend geht, wie jemand erwartet, dass mit seinen Bedürfnissen umgegangen wird, und wie er dann wiederum seinerseits seine Bedürfnisse äußert. Eine Reaktion des Subjekts auf die Reaktion des Objekts kann beispielsweise sein: Wünsche nach Zuwendung werden mit Zurückweisung beantwortet, sodass jemand vermeidet, sie zu äußern und enttäuscht zurückbleibt; oder: Wünsche nach Individuation werden mit emotionaler Bedürftigkeit der anderen beantwortet, sodass jemand unterschwellig wütend über eine solche „Erpressung" wird.

Auf diese Weise werden 34 Kategorien für „Wunsch des Subjekts" sowie jeweils 30 Kategorien für „Reaktion des Objekts" und „Reaktion des Subjekts" unterschieden und für alle drei Ebenen in acht Cluster zusammengefasst. Körner et al. (2002) legen ein revidiertes Kategorien-System und eine entsprechende Cluster-Einteilung vor (vgl. Tabelle 3). Dabei ist zu beachten, dass manche „Pfade" zwischen Wunsch, Reaktion und weiterer Reaktion durchaus gelingende interpersonelle Interaktionen beschreiben und nicht zwangsläufig das Erleben oder Gestalten von Beziehungen einschränken. Auch liegen nicht alle Arten von Reaktionen auf der gleichen Ebene von „Beobachtungsnähe".

Tabelle 3: ZBKT-Cluster (erstellt in Anlehnung an Körner et al., 2002)

Wunsch des Subjekts	Reaktion des Objekts	Reaktion des Subjekts
unabhängig und nicht verpflichtet sein	autonom und beherrschend	offen und hilfreich
mich widersetzen und andere dominieren	verletzt und ängstlich	entziehe mich
verletzt und kontrolliert werden	unzuverlässig	fühle mich geachtet und angenommen
Konflikte vermeiden	weisen zurück und verstehen nicht	fühle mich wohl und geliebt
andere annehmen	distanzieren und verweigern sich	widersetze mich und beherrsche
offen kommunizieren	sind hilfreich	autonom
akzeptiert und unterstützt werden	mögen mich	unsicher und ängstlich
geliebt werden	akzeptieren und verstehen mich	verärgert und verstimmt
mich wohlfühlen	--	fühle mich ungeliebt und deprimiert
Selbstvertrauen haben und anderen helfen	--	schäme mich

Luborsky (1998) hat ein „Relationship Anecdotes Interview“ entwickelt, um ZBKT zu erheben; eine deutsche Fassung, das Beziehungsepisoden-Interview, legen Dahlbender et al. (1993) vor. Grundsätzlich kann man sagen, dass sich jegliche Schilderungen von Beziehungsepisoden, auch freie Formen im Rahmen einer Therapiestunde, dazu eignen, darin zentrale Beziehungskonfliktthemen zu ermitteln (Albani et al., 2008).

Eine Erhebung des Zentralen Beziehungskonfliktthemas (oder mehrerer) dient neben der Diagnostik des (dysfunktionalen) Beziehungserlebens auch dem Ziel, mögliche Übertragungslinien herauszuarbeiten, die in einer Behandlung auftreten und bearbeitet werden können. Weil man davon ausgeht, dass sich zentrale Beziehungskonfliktthemen auch in der Beziehung zum Therapeuten oder zur Therapeutin in Szene setzen (gerade, weil das Erleben und Gestalten von Beziehungen auf einige wenige Muster eingeengt ist, die sich unbewusst durchsetzen), wird hier die Übertragung zum Feld der Veränderung, z. B. von negativen Erwartungen und der Antwort auf diese.

3.2.2 Die Beziehungsachse der Operationalisierten Psychodynamischen Diagnostik

Eine wichtige Grundlage für die Beziehungsachse der Operationalisierten Psychodynamischen Diagnostik stellt neben der ZBKT-Methode oder den zyklisch-maladaptiven Mustern die Strukturale Analyse sozialen Verhaltens (SASB; Benjamin, 1974) dar, ein interpersonelles Kreismodell im Hinblick auf Affiliation (Liebe – Hass) und Interdependenz (Kontrolle – Unterwerfung; vgl. auch Kapitel 3.2.3 zum Kiesler-Kreis).

Bei der Operationalisierten Psychodynamischen Diagnostik (OPD; zuletzt: Arbeitskreis OPD, 2024) handelt es sich um ein multiaxiales System, in dem diagnostische Aspekte ausformuliert sind, die für die Indikation und Durchführung einer psychodynamischen Behandlung von besonderem Interesse sind. Diese fünf Achsen sind:

- Achse I: Krankheitserleben und Behandlungsvoraussetzungen (einschließlich des subjektiven Krankheits- und Veränderungsmodells, Veränderungshemmnissen und -ressourcen).
- Achse II: Beziehungserleben.
- Achse III: Leitende psychodynamische Konflikte.
- Achse IV: Strukturelle Fähigkeiten.
- Achse V: Klassifikatorische Diagnostik (nach ICD).

Mit der OPD ist ein manualisiertes Interviewverfahren verbunden, das die relevanten Informationen erhebt, um zu einer Einschätzung auf den fünf Achsen zu gelangen.

Im Zentrum der vorliegenden Darstellung liegt Achse II zum Beziehungserleben. Die OPD schließt u.a. an das Modell zyklisch-maladaptiver Muster (Strupp & Binder, 1984) an (das wiederum Ähnlichkeiten zum ZBKT-Modell aufweist). Zyklisch-maladaptive Muster werden einerseits auf einer intrapsychischen Ebene beschrieben. Hier geht es um die „Introjekte" (also die verinnerlichten Bilder bedeutsamer anderer Personen) und um die eigenen Erwartungen an die anderen. Anders gesagt: Es geht darum, wie ich andere sehe und was ich von ihnen möchte. Es geht auch um die interpersonelle Ebene. Dort ist entscheidend, wie ich mit meinen Erwartungen an andere interaktionell umgehe und welche Reaktion ich darauf erfahre. Das Modell ist zirkulär aufgebaut, das bedeutet, die Reaktion, die ich auf meine Interaktion mit anderen erfahre, beeinflusst mein Introjekt und damit auch, was ich von anderen erwarte. Das wiederum beeinflusst mein Interaktionsverhalten usw. Diese Prozesse sind zyklisch, was bedeutet, dass es im Fall einer pathologischen Verarbeitung ständig zu Fehlanpassungen an negative Erwartungen und Erfahrungen kommt.

Beispiel

Wenn mein Bild von anderen so aussieht, dass sie mich nicht mögen, dann werde ich Zurückweisung erwarten. Das wird mich in meinen Interaktionen mit anderen vorsichtig und zurückhaltend werden lassen, was wiederum von anderen womöglich so erlebt wird, als hätte ich kein Interesse an ihnen, sodass sie mich in Ruhe lassen – was ich wiederum so auffasse, als würden sie mich nicht mögen usw.

Abbildung 2 zeigt den Kreislauf aus Selbsterleben und Erleben der anderen in intrapsychischer Perspektive und dem Selbsterleben und Erleben des Patienten bzw. der Patientin aufseiten des Gegenübers.

Dazu werden berichtete Beziehungsepisoden auf darin wiederkehrende Muster geprüft, zudem wird auch das Erleben des Interviews oder der Interviewerin im diagnostischen Gespräch einbezogen. So entstehen vier Erlebens- bzw. interpersonelle Perspektiven, die in einer beziehungsdynamischen Formulierung gemäß einem Zirkumplexmodell in ihren Wirkungen aufeinander dargestellt werden (vgl. Abbildung 3).

Die OPD gibt 32 Items für die Beziehungsachse vor (z.B. Freiraum lassen, andere anerkennen, Zuneigung zeigen, Aggression zeigen, sich zur Geltung bringen, Kontakt zulassen), von denen für jedes der vier Felder die wichtigsten drei ausgewählt werden und im „OPD-3 Ratingbogen Achse II: Beziehungsthemen (Klinische Version)" (vgl. Arbeitskreis OPD, 2024, S. 95) gekennzeichnet werden. Für jedes Item (jeweils als etwas, das entweder in einer übermäßig aktiven oder einer übermäßig passiven Form problematisch wird) kann angegeben werden, ob es in unauffälliger, akzentuiert ausgeprägter oder dysfunktional ausgeprägter Form vorliegt (vgl. Tabelle 4).

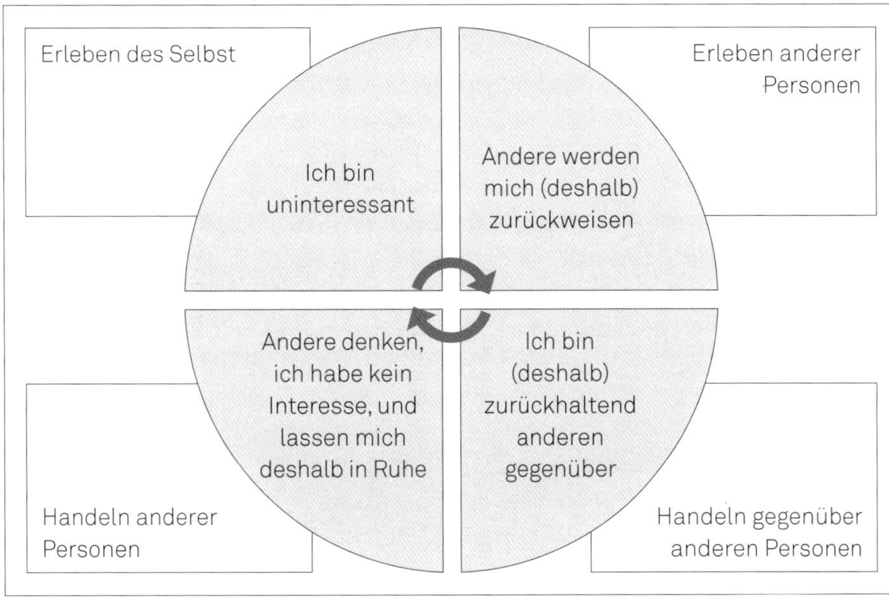

Abbildung 2: Beispiel für ein zyklisch-maladaptives Muster

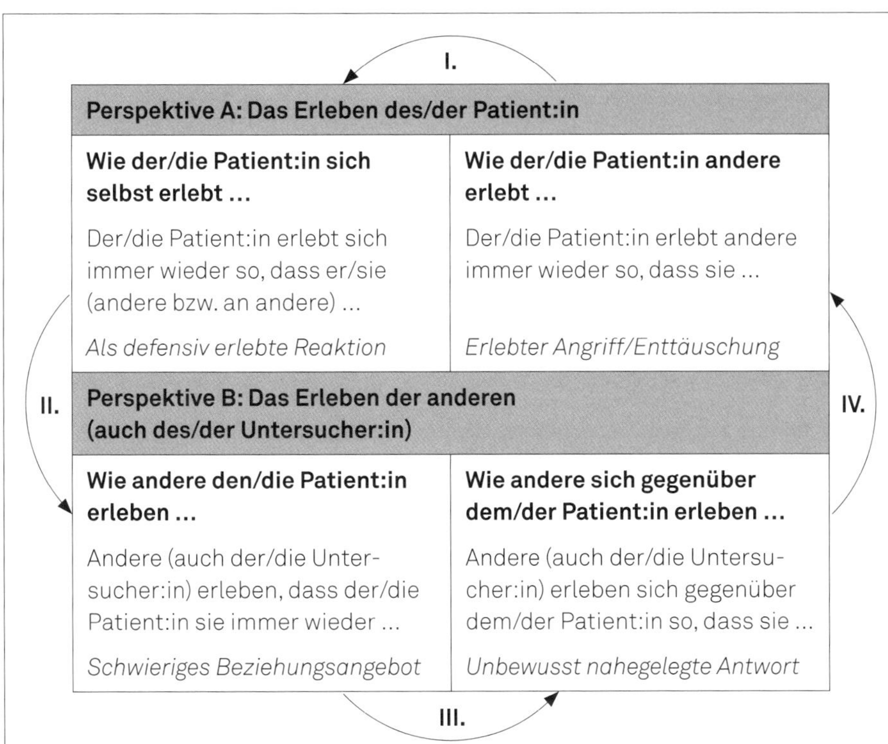

Abbildung 3: Schema der Beziehungsachse der OPD (in Anlehnung an Arbeitskreis OPD, 2024)

Tabelle 4: Ausgewählte Items der Beziehungsitems-Checkliste (aus Arbeitskreis OPD, 2024, S. 318ff.)

OPD-Beziehungsthema	unauffällig (= 0)	akzentuiert ausgeprägt (= 1)	dysfunktional ausgeprägt (= 2)
1. Freiraum lassen (+) In der Achse der Interdependenz geht es um das Aumaß an *Freiraum,* das dem anderen gewährt wird. DD: Im Gegensatz zu den Items 2/10 geht es hier darum, das aktive Verhalten des anderen zu erlauben oder nicht.	**anderen Freiraum gewähren** Andere dürfen sich nach ihren Wünschen und Bedürfnissen im Rahmen gesunder Grenzen entfalten.	**viel Freiraum lassen** Tendenziell wird den anderen zu viel Freiraum gewährt, gesunde Grenzen der Entfaltung sind zu locker.	**einfach machen lassen** Der andere kann sich übermäßig entfalten, ist durch das Fehlen gesunder Grenzen aber auch ohne orientierenden Rahmen.
4. verantwortlich machen (–) Hier geht es um die konkrete *Schuld* und Verantwortung, die einem anderen gegeben wird.	**verantwortlich machen** Dem anderen wird ein adäquates Maß an Verantwortung für sein Verhalten zugestanden, daher kann er in konkreten Situationen mehr oder weniger schuld sein.	**wenig zur Verantwortung ziehen** Der andere wird tendenziell eher entschuldigt, obwohl er an sich Verantwortung für problematisches Verhalten hat.	**völlig unangemessen entschuldigen** Der andere wird immer entschuldigt, auch wenn er sich eindeutig eigenverantwortlich schuldhaft verhalten hat.
8. Kontakt aufnehmen (+) Es geht um den angemessenen *Kontakt,* der zum anderen aufgenommen wird, das richtige Maß an Distanz bzw. Nähe.	**Kontakt aufnehmen** Es wird in angemessener Nähe bzw. Distanz Kontakt zum anderen aufgenommen, Tendenz zur Nähe.	**taktlos sein, sich aufdrängen** Dem anderen wird tendenziell zu nahe gekommen.	**Grenzen verletzen, distanzlos sein** Grenzen werden völlig ignoriert, es herrscht distanzlose Übergriffigkeit.

Beim Item 8 „Kontakt aufnehmen (+)“ (das Plus zeigt an, dass es um eine Aktivität geht) geht es um den angemessenen Kontakt, der zu anderen aufgenommen wird, also um das richtige Maß an Distanz bzw. Nähe. Wird in angemessener Form Nähe bzw. Kontakt zu anderen aufgenommen, liegt eine unauffällige Ausprägung des Verhaltens vor. Wenn anderen Personen tendenziell zu nahegekommen wird, indem man sich taktlos verhält oder sich aufdrängt, handelt es sich um eine akzentuiert ausgeprägte Form des Verhaltens. Werden Grenzen völlig ignoriert und eine distanzlose Übergriffigkeit gezeigt, spricht man von einer dysfunktional ausgeprägten Form des Verhaltens. Wie erwähnt wird hierzu auch einbezogen, wie ein Patient oder eine Patientin in der Interviewsituation erlebt wird. Die Einschätzung eines Items als bedeutsam wird erleichtert, wenn es in verschiedenen unterschiedlichen Situationen auftaucht, einschließlich der Interviewsituation selbst.

So ergibt sich schließlich ein individuelles Bild für jede interviewte Person, die eine beziehungsdynamische Formulierung ermöglicht, die im „Auswertungsblatt für die OPD-Beziehungsachse“ (Arbeitskreis OPD, 2024, vgl. Abbildung 4) notiert werden kann.

Perspektive A: das Erleben der Patient:in

Patient:in erlebt sich (P: P)	**Patient:in erlebt andere (P: A)**
Item-Nr./Text	Item-Nr./Text
17	10
18	11
32	14

Perspektive B: das Erleben der anderen (auch der Untersucher:in)

andere erleben Patient:in (A: P)	**Andere erleben sich (A: A)**
Item-Nr./Text	Item-Nr./Text
10	18
11	26
	32

Abbildung 4: Auswertungsblatt Fallbeispiel (Arbeitskreis OPD, 2024, S. 102)

Merke

Auf der Basis eines Interviews ermöglicht die Operationale Psychodynamische Diagnostik das Erstellen einer beziehungsdynamischen Formulierung, die auch für die Einschätzung von Übertragung und Gegenübertragung genutzt werden kann.

Für die OPD-Beziehungsachse liegt ferner ein gut validiertes Selbsteinschätzungsinstrument vor, der Beziehungsmuster-Q-Sort (OPD-BQS; Zimmermann et al., 2014).

3.2.3 Bezüge zu weiteren diagnostischen Instrumenten und Modellen

Eine bedeutsame Fortführung der in Kapitel 2.3.1 erwähnten Überlegungen Grawes zu motivationalen Schemata (die anhand eines Fragebogens zur Analyse motivationaler Schemata [FAMOS] erhoben werden können; Grosse Holtforth & Grawe, 2000) stellt die Plananalyse dar (Caspar, 2018), die es u.a. erlaubt, eine präzisere Fallkonzeption vor dem Hintergrund des Wissens um internalisierte Pläne, Ober- und Unterpläne sowie Plankonflikte zu erstellen. Pläne können verstanden werden als Motivstrukturen, die aus Interaktionen stammen und sich auf Verhalten auswirken. Der Plananalyse-Ansatz ist erklärtermaßen ein interaktionistischer, setzt also das zwischenmenschliche Handeln (in konkreten Handlungen, aber auch in Erwartungen) ins Zentrum. In diagnostischer Hinsicht werden Pläne und Planstrukturen erschlossen, indem neben dem FAMOS auch Verhaltensbeobachtungen, Berichte über Handlungen, introspektive Berichte und Berichte anderer Personen einbezogen werden. Dies fließt explizit in die Fallkonzeption ein.

Im Cognitive Behavioral Analysis System of Psychotherapy (CBASP; McCullough, 2012; Backenstraß, 2021), das in Kapitel 4.3.2 genauer vorgestellt wird, geht es, ähnlich wie in den Grundlagen der Beziehungsachse der OPD und der beziehungsdynamischen Formulierung, um ein Circumplex-Modell zur Darstellung interpersoneller Probleme. Dazu wird das Impact Message Inventory (IMI; Kiesler & Schmidt, 1993) eingesetzt. Es handelt sich um ein Fremdeinschätzungsinstrument und es werden die beiden Dimensionen interpersonelle Dominanz/Kontrolle (unterwürfig – dominant) sowie Affiliation (feindselig – freundlich) unterschieden. Dabei ist die interpersonelle Komplementarität ein wichtiges Element. Das IMI erlaubt also die Erstellung eines sogenannten Kiesler-Kreises, mit dem der Stimuluscharakter bestimmter Situationen für eine Patientin oder einen Patienten abgebildet werden kann.

In das CBASP fließen auch eine Betrachtung der prägenden Bezugspersonen sowie die daraus abgeleiteten Übertragungshypothesen ein, die eine Therapieplanung erlauben sowie das Nutzen neuer Erfahrung gegenüber bestimmten Wahrnehmungsverzerrungen in Bezug auf das, was in interpersonellen Beziehungen, einschließlich der therapeutischen, zu erwarten ist.

Merke

Auch bei der Betrachtung von motivationalen Schemata, Plänen oder prägenden Bezugspersonen können verinnerlichte Interaktions- bzw. Beziehungserfahrungen eine wichtige Rolle spielen.

3.2.4 Diagnostische Zugänge zur Gegenübertragung

Während zur Operationalisierung und Erhebung von Übertragungsmustern sowohl vor Beginn einer Therapie als auch im Verlauf einer Behandlung Instrumente vorliegen, ist für den Zugang zu Gegenübertragungsaspekten eine deutliche Lücke zu konstatieren. Zwar lässt sich diese Ebene nicht vollkommen von den bereits vorgestellten Instrumenten lösen (im OPD-Interview spielt das Erleben des Interviewers oder der Interviewerin eine wichtige Rolle in der beziehungsdynamischen Formulierung), die Erfassung dieses Elements der Arbeit mit Übertragung und Gegenübertragung gehört allerdings zu den vernachlässigten Bereichen.

Einige Instrumente werden an dieser Stelle knapp vorgestellt, auf Forschungsergebnisse wird in Kapitel 5 eingegangen. Eine allgemeine Schwierigkeit in der Diagnostik bzw. Erhebung von Gegenübertragung stellt deren Verborgenheit dar. Aus diesem Grund liegen vor allem Selbsteinschätzungsinstrumente vor (ein Überblick findet sich z. B. bei Colli & Ferri, 2015, S. 48 f.).

Indirekte Formen, emotionale Reaktionen auf Therapeut:innen-Seite zu erheben, können z. B. in der Messung mimischer Austauschprozesse bestehen (so zeigen z. B. Rasting und Beutel [2005], dass eine konkordante Affekt-Mimik eher mit geringem Behandlungserfolg assoziiert ist). Des Weiteren können emotionale Reaktionen des Therapeuten oder der Therapeutin mithilfe der bindungsbezogenen Einschätzung von Therapeutinnen-Interventionen ermittelt werden (Therapeutic Attunement Scale [TASC]; Talia et al., 2020). Gleichwohl geht es hier um eher weit gefasste emotionale Prozesse in Reaktion auf Patient:innen und den Behandlungsprozess auf therapeutischer Seite, nicht im engeren Sinn um die Beantwortung von Übertragungsprozessen.

Eine Ausnahme gegenüber den Selbsteinschätzungsinstrumenten stellt das Countertransference Rating System (Normandin & Bouchard, 1993) dar, in dem auf der Basis von Stundenprotokollen eine Fremdeinschätzung von Therapeut:innen in den Dimensionen „rational", „reaktiv" und „reflexiv" vorgenommen wird, oder das Inventory for Countertransference Behavior (Friedman & Gelso, 2000), in dem durch externes Rating durch Supervisor:innen positive und negative Gegenübertragung diskriminiert werden kann.

Eine weitere beachtenswerte Ausnahme stellt das Impact Message Inventory Circumplex (Kiesler & Schmidt, 1993) dar, das den Anspruch erhebt, „objektive"

Gegenübertragung zu messen. Hafkenscheid (2012) untersucht computerbasiert, ob dieselbe Reaktion auf einen besonderen Patienten oder eine besondere Patientin bei unterschiedlichen Therapeut:innen auftritt. Es werden acht Kategorien von Gegenübertragungsreaktionen entlang der Dimensionen Kontrolle und Affiliation unterschieden: dominant (D), hostile-dominant (feindselig-dominant; HD), hostile (feindselig; H), hostile-submissive (feindselig-unterwürfig; HS), submissive (unterwürfig; H), friendly-submissive (freundlich-unterwürfig; FS), friendly (freundlich; F) und friendly-dominant (freundlich-dominant; FD). Es zeigt sich, dass „dominant" und „feindselig-dominant" solche Gegenübertragungsreaktionen sind, die über unterschiedliche Therapeut:innen hinweg gegenüber demselben Patienten bzw. derselben Patientin gleich bleiben.

Merke

Viele Instrumente zur Erhebung der Gegenübertragung liegen als Selbsteinschätzungsinstrumente vor. In der Regel werden dabei Items geratet, die eigene Gedanken und Gefühle angesichts der Arbeit mit einem Patienten oder einer Patientin betreffen.

Selbsteinschätzungsfragebögen zur Gegenübertragung betreffen in der Mehrheit das Rating gegenüber Gedanken und Gefühlen, die angesichts eines spezifischen Patienten oder einer spezifischen Patientin erlebt werden. Exemplarisch kann die Feeling Word Checklist (erste Version bei Whyte et al., 1982; fortgeführt als FWC-58 von Røssberg et al., 2003; Dahl et al., 2012; Kurzversion: Breivik et al., 2020) herausgegriffen werden.

Dahl et al. (2012) finden eine Vier-Faktoren-Struktur der FWC-58 (Übers. der Items v. Verf.):

- „confident" (zuversichtlich; mit hoher Ladung der Items: totale Kontrolle, clever, Überblick bewahrend, aufmerksam, aufnahmefähig, zuversichtlich, hilfreich, glücklich, enthusiastisch, ruhig, objektiv),
- „inadequate" (inadäquat; mit hoher Ladung der Items: inadäquat, ängstlich, bedroht, dumm, gestresst, unsicher, hilflos, überwältigt, vorsichtig, abgewiesen, ungemocht, beschämt),
- „disengaged" (unbeteiligt; mit hoher Ladung der Items: genervt, ermüdet, gleichgültig, distanziert),
- „parental" (elterlich; mit hoher Ladung der Items: mütterlich, affektbeteiligt, dominant, bedeutsam).

4 Therapeutisches Vorgehen

Im Folgenden soll es darum gehen, die Arbeit mit Übertragung und Gegenübertragung auf der Ebene von konkreten Intervention aus dem konzeptuellen Gefüge der psychodynamischen Verfahren herauszulösen und zu prüfen, wie diese Ebene der Betrachtung und des klinischen Handelns in allgemeiner Weise in einer Psychotherapie Beachtung finden kann.

Dazu werden zunächst klinische Entscheidungsprozesse auf drei Ebenen dargestellt, bevor es um Variationen in der Arbeit mit Übertragung und Gegenübertragung bei unterschiedlichen Störungsbildern und Altersgruppen sowie in unterschiedlichen psychotherapeutischen Settings gehen wird. Danach werden die Möglichkeiten einer Kombination der Methode mit anderen Ansätzen erörtert und es wird abschließend auf mögliche Probleme eingegangen. Damit wird der Vorschlag verbunden, wie bei vorliegender Indikation für die Arbeit mit Übertragung und Gegenübertragung konkret vorgegangen werden kann, um die Aktualisierung verinnerlichter und generalisierter Beziehungsmuster systematisch und in einem schrittweisen Vorgehen in die therapeutische Arbeit einzubeziehen.

4.1 Therapeutisches Vorgehen in der Arbeit mit Übertragung und Gegenübertragung

Die Arbeit mit Übertragung und Gegenübertragung kann auf drei Ebenen dargestellt werden, die auch unter der Perspektive klinischer Entscheidungsprozesse betrachtet werden können:

- Ebene des therapeutischen *Beziehungsangebots* (bzw. der therapeutischen Haltung),
- Ebene der *Konzeptualisierung,*
- Ebene der *Intervention.*

Entscheidungen auf der Ebene des therapeutischen Beziehungsangebots

Eine erste Ebene der therapeutischen Kompetenz im Hinblick auf die Arbeit mit Übertragung und Gegenübertragung betrifft das therapeutische Beziehungsangebot und die therapeutische Haltung, also die bereits in Kapitel 2.3.3 erwähnte Bereitschaft zur Rollenübernahme. Die Arbeit mit Übertragung und Gegenübertragung erfordert ein relatives (und dynamisches, d.h. situativ angepasstes) Zurücktreten einer Vorstrukturierung des Gesprächs. Trotzdem ist auch hier darauf hinzuweisen, dass auf der Ebene der Arbeitsbeziehung selbstverständlich Rollen eingenommen werden (nicht zuletzt die ethisch-professionelle Rolle auf Therapeut:innen-Seite) und therapeutische Verantwortung getragen wird. Folgende Entscheidungen sind auf dieser Ebene zu treffen:

1. *Entscheidung: Einnehmen einer offenen, rezeptiv-resonanten Haltung.* Die erste und grundlegendste therapeutische Entscheidung in der Arbeit mit Übertragung und Gegenübertragung betrifft das Einnehmen einer rezeptiv-resonanten Haltung, in der sich verinnerlichte Beziehungsmuster zuallererst in der therapeutischen Beziehung entfalten können.
2. *Entscheidung: Rücknahme einer aktiven Strukturierung.* Eine zweite therapeutische Entscheidung, die mit der ersten eng verbunden ist, betrifft die Rücknahme einer aktiven Strukturierung des therapeutischen Gesprächs.
3. *Entscheidung: Anpassung der Gesprächsführung.* Die Entscheidung zu einer Rücknahme der aktiven Strukturierung führt schließlich zu der Frage, wann diese Art der Haltung und Gesprächsführung während eines klinischen Gesprächs angepasst werden muss, wann beispielsweise mehr Strukturierung angeboten werden muss.

Die drei Entscheidungsbereiche können anhand eines Beispiels veranschaulicht werden:

Beispiel

Vor dem Hintergrund einer sorgfältigen indikationsbezogenen und diagnostischen Abwägung spricht bei einem Patienten mit rezidivierender depressiver Störung vieles für eine Arbeit unter Einbezug von Übertragung und Gegenübertragung (Einnehmen einer entsprechenden Haltung; Kommunikation gegenüber dem Patienten, dass und weshalb im Therapieprozess das Beziehungsgeschehen eine besondere Beachtung finden wird).

Die Therapeutin entscheidet sich z.B. dafür, eine Sitzung „offener" zu beginnen, und schweigt nach einer freundlichen Begrüßung zu Beginn der Stunde (1. Entscheidung: *offene, rezeptiv-resonante Haltung*). Sie hat den Eindruck, dass ihr Patient sich in den vorangegangenen Stunden etwas stabilisiert hat, er „verliert" sich etwas weniger in Grübeleien oder stummem

Selbstmitleid (2. Entscheidung: *Rücknahme einer aktiven Strukturierung* durch die Therapeutin). Nach etwa einer halben Minute beginnt der Patient etwas umständlich, davon zu berichten, dass er es in der vergangenen Woche geschafft habe, mal wieder zum Sport zu gehen. Am Abend und noch am nächsten Morgen habe er sich sehr gut gefühlt und sich vorgenommen, am Wochenende Freunde zu treffen. Außerdem berichtet er davon, dass er sich darangesetzt habe, endlich ein Thema für seine Abschlussarbeit im Studium auszuwählen – und dass er für sich und seine WG-Mitbewohner sein Lieblingsessen gekocht habe. Er wirkt dabei nicht angetrieben, aber etwas „eifrig" in seinem Bericht. Auf der Ebene der Intervention würde die Therapeutin hier vielleicht dazu gelangen, etwas zu sagen wie „Ich freue mich zu hören, dass Ihnen so viel gelungen ist – vielleicht ist es ja heute auch besonders wichtig für Sie, dass Sie mir von Ihren Erfolgen erzählen und wir zusammen stolz darauf sein können". Bezogen auf die Ebene des therapeutischen Beziehungsangebots wäre im Verlauf des Gesprächs zu entscheiden, ob die Therapeutin bei der eher offenen Haltung bleibt. Falls sich der Patient in Schilderungen von umständlichen Abwägungen verliert, ob den Mitbewohnern das Essen nicht vielleicht zu fade geschmeckt haben könnte, oder wenn er nach den „Erfolgsmeldungen" verstummt und nicht weiterweiß, dann wäre unter Umständen eine wieder stärkere Strukturierung des Gesprächs erforderlich (3. Entscheidung: *Anpassung der Gesprächsführung* in Richtung einer eher aktiven und strukturierenden Form).

Entscheidungen auf der Ebene der Konzeptualisierung

Die zweite Ebene klinischer Entscheidungen im Hinblick auf die Arbeit mit Übertragung und Gegenübertragung betrifft die Konzeptualisierung dessen, was sich in der therapeutischen Beziehung zeigt. Auch hier ist zu beachten, dass das Beziehungsgeschehen mit der „realen" Beziehung zu tun hat (grundlegend etwa: Treffen sich zwei Personen gleichen Geschlechts, gleichen Alters? Wie sympathisch ist man einander?), ebenso wie mit der Arbeitsbeziehung (Rollen und Aufgaben der beiden an einer Psychotherapie Beteiligten).

Im Hinblick auf das Verstehen der Beziehung unter der Perspektive von Übertragung und Gegenübertragung kann hier zum einen auf die diagnostischen Grundlagen zurückgegriffen werden, die im Hinblick auf diese Behandlung erarbeitet worden sind. Dazu eignet sich besonders die beziehungsdynamische Formulierung der OPD-3. Im Idealfall ist also methodisch geleitet ein Verständnis dessen erarbeitet worden, wie ein Patient oder eine Patientin sich selbst und andere oft erlebt und wie andere ihn bzw. sie und sich im Verhältnis zu ihm oft erleben. Es sind also bereits bestimmte Muster bekannt.

Vor dieser Grundlage wird im klinischen Gespräch von Therapeut:innen-Seite geprüft:

- Wie erlebe ich meinen Patienten bzw. meine Patientin?
- Wie erlebe ich mich gegenüber meinem Patienten bzw. meiner Patientin?
- Wie scheint er oder sie sich mir gegenüber zu erleben?
- Wie scheint er oder sie mich zu erleben?

Insbesondere die letzte dieser Fragen kann von besonderer Bedeutung sein, denn hier ist berührt, „zu wem" jemand als Therapeut:in für einen Patienten oder eine Patientin wird. Erlebt jemand mich als besonders streng, als überfordert, als desinteressiert, als unfehlbar usw.?

Klinisch hilft hier das von psychodynamischer Seite beschriebene szenische Verstehen (ein Überblick findet sich bei Storck, im Druck a). Neben einem logischen Verstehen (Was wird gesagt?) und einem psychologischen Verstehen (Wie wird etwas gesagt, mit welcher emotionalen Färbung oder subjektiven Bedeutung?) ist mit dem szenischen Verstehen gemeint, das zu verstehen, was mit den Rollenzuweisungen und aktualisierten Beziehungsmustern zu tun hat. Im szenischen Verstehen wird darauf geachtet, was in der Beziehung „passiert", gerade an unerwarteten oder zunächst nicht verständlichen Elementen. Vor dem Hintergrund der biografischen Anamnese und der Beziehungsdiagnostik sowie einer Einfühlung in die innere Welt des Patienten oder der Patientin setzt der Therapeut oder die Therapeutin hier innerlich probeweise mögliche Bedeutungen ein: Wie kann das, was sich in der Beziehung zeigt, verstanden werden? Hier geht es nicht darum, eine unverrückbare „Wahrheit" zu finden, sondern über die Beziehung zu reflektieren und zu einer möglichen Konzeptualisierung zu gelangen.

Das szenische Verstehen beruht darauf, dass sich charakteristische Muster in mehr als einer Beziehung und auch in mehr als einer Szene zeigen werden. Weil die Szene zwischen Therapeut:in und Patient:in eine davon ist, kann von ihr ausgegangen werden, um andere berichtete Szenen daraufhin zu prüfen, welche gemeinsame Grundstruktur (z.B. die Erwartung von Zurückweisung) sich wiederholt zeigt. Darin besteht die Konzeptualisierung der aktualisierten verinnerlichten und generalisierten Beziehungsmuster.

Merke

Szenisches Verstehen besteht darin, die Szene zwischen Therapeut:in und Patient:in als etwas zu verstehen, in dem sich wiederkehrende Muster zeigen, die auch andere Beziehungen des Patienten oder der Patientin wesentlich prägen.

Man kann also sagen, dass Therapeut:innen im szenischen Verstehen als einer Interpretation des Beziehungsgeschehens vor dem Hintergrund von Übertragung und Gegenübertragung probeweise ein Konzept entwickeln, was in der Beziehung geschieht. Dabei treffen sie folgende Entscheidungen:

1. *Entscheidung: Reflexion des eigenen Erlebens (Gefühle, Gedanken, Fantasien u. a.).* Gegenübertragungsgefühle, -fantasien oder -gedanken sind der Zugang zu den Beziehungsmustern des Patienten oder der Patientin. Die Reflexion und die Konzeptualisierung des Beziehungsgeschehens nehmen also den Ausgang von einer Reflexion dessen, was im Therapeuten oder in der Therapeutin vorgeht.
2. *Entscheidung: Differenzierung zwischen Anteilen der Eigenübertragung und der Gegenübertragung.* Bei der Reflexion des eigenen Erlebens geht es auch um eine Abwägung, ob das, was jemand selbst spürt, mit dem Gegenüber und der aktuellen Situation zu tun hat oder ob es aus anderen Quellen stammt. Dies beruht auf der Selbsterfahrung im Rahmen der Aus- bzw. Weiterbildung und der fortgesetzten Introspektion.
3. *Entscheidung: Heranziehen weiterer Informationen über Beziehungsmuster (Diagnostik, Anamnese, bisheriger Behandlungsverlauf u. a.).* Gibt es Grund zur Annahme, dass das aktuelle Empfinden in einer Stunde mit dem Beziehungsgeschehen zu tun hat, das sich mit dem Patienten oder der Patientin einstellt, dann geht es um den Einbezug dessen, was auf therapeutischer Seite über das Gegenüber bekannt ist, aus Anamnese, Beziehungsdiagnostik, aktueller Lebenssituation, bisherigem Therapieverlauf, und was davon für das Verstehen der aktuellen Beziehung in der Therapie herangezogen werden kann.
4. *Entscheidung: Prüfen möglicher vorangegangener Brüche in der Arbeitsbeziehung.* Eine besondere Bedeutung hat die Betrachtung möglicher Beziehungskrisen oder Brüche in der Arbeitsbeziehung (Safran & Muran, 2000; Eubanks et al., 2018).
5. *Entscheidung: probeweises Einsetzen von Bedeutung.* Schließlich kommt es (zunächst innerlich, auf der Ebene des Verstehens des Therapeuten oder der Therapeutin) zu einem probeweisen Einsetzen von Bedeutungen, einem Schließen der Gestalt: Was sich in der klinischen Situation zeigt, wird vor dem Hintergrund von Gegenübertragung und dem Wissen über wiederkehrende verinnerlichte Beziehungsmuster (Übertragung) als eine „sinnvolle" Beziehungsgestalt verstanden. Dies kann (muss aber nicht) in eine verbal geäußerte Intervention führen.

Auch die auf dieser Ebene relevanten fünf klinischen Entscheidungen können durch ein Beispiel erhellt werden:

Beispiel

Eine Patientin mit der Diagnose einer Borderline-Persönlichkeitsstörung ist in einer Psychotherapie. Die Behandlungsziele legen eine Arbeit mit Übertragung und Gegenübertragung nahe, allerdings in einer stabilisierenden statt einer aufdeckenden Weise.

Die beziehungsdynamische Formulierung lautet: Die Patientin erlebt sich immer wieder so, als wäre sie „gar nicht richtig da" oder innerlich leer. Sie erlebt andere immer wieder so, dass sie ihnen nicht vertrauen kann und „am

Ende sowieso verarscht wird". Andere erleben die Patientin immer wieder als unberechenbar und impulsiv. Andere erleben sich selbst der Patientin gegenüber immer wieder als hilflos und reagieren mit Vorsicht und Distanzierung. Beziehungsdynamisch steht (vor dem Hintergrund der Diagnostik struktureller Fähigkeiten, die hinzugezogen werden können) auch im Vordergrund, dass die Patientin entweder überaus nahe Beziehungen zu anderen führt oder aber komplette Beziehungsabbrüche und große Distanz zu anderen herstellt.

Grundlegend entscheidet sich der Therapeut für eine eher strukturierende als offene Gesprächsführung, die er situativ gelegentlich anpasst, wenn es darum geht, dass die Patientin irrationale Erwartungen an eine „Schädigung" durch den Therapeuten zeigt. Er löst solche Situationen allerdings relativ früh strukturierend wieder auf, um das Angstniveau der Patientin zu reduzieren *(Resultat der Entscheidungen auf der Ebene des therapeutischen Beziehungsangebots, siehe oben).*

In einer Stunde der seit wenigen Monaten laufenden Therapie kommt die Patientin hoch agitiert in die Behandlung und berichtet „atemlos" vom Treffen mit einer Freundin am zurückliegenden Wochenende, die ihr „überhaupt nicht zugehört" habe. Während die Patientin davon berichtet habe, habe die Freundin sie unterbrochen, um sich einen Kaffee zu bestellen. Der Therapeut hört ihr zu, fühlt sich aber in Anspannung versetzt durch die intensiven Affekte, die die Patientin in der Stunde und in ihrem Bericht vermittelt. Er verspürt den Impuls, der Patientin zu sagen: „Ja! Es geht aber auch nicht immer nur um dich!!!" (1. Entscheidung: *Reflexion des eigenen Erlebens in der Stunde*)

Der Therapeut prüft diesen Einfall für sich: Welche Rolle spielt es für ihn, wenn andere von ihm Raum einfordern? Gerät er oft in eine Konkurrenz um Aufmerksamkeit? Ist das ein Thema, das ihm in seinem Leben häufiger begegnet ist? Wieviel Kapazität für die Nöte anderer, einschließlich seiner Patient:innen, hat er zur Zeit? Hat er etwas Ähnliches zuletzt auch in anderen Behandlungen gespürt? (2. Entscheidung: *Differenzierung zwischen Eigenübertragung und Gegenübertragung*)

Er kommt zu dem Schluss, dass sein aktuelles Erleben etwas mit der Behandlungsbeziehung zu dieser Patientin und mit der aktuellen Stunde zu tun haben könnte. Er zieht innerlich andere Aspekte hinzu: die beziehungsdynamische Formulierung, sein Wissen über Biografisches (die Patientin ist mit einer depressiven Mutter aufgewachsen, die oft abwesend gewirkt hat und mit sich selbst beschäftigt war) oder sein Wissen um die aktuelle Lebenssituation der Patientin (sie lebt in einer WG und hat das Gefühl, alle anderen haben viel miteinander gemeinsam und sie ist die „Außenseiterin"). Er bezieht auch den bisherigen Behandlungsprozess mit ein, in dem es darum gegangen ist, wie die Patientin es erlebt, wenn sie sich anderen gegenüber bedürftig zeigt. (3. Entscheidung: *Heranziehen anderer bekannter Aspekte im Beziehungserleben*)

Der Therapeut stellt sich auch die Frage, ob es für die Patientin und die Art und Weise, wie sie in dieser Stunde berichtet, eine Rolle spielt, dass sie ihn in einer der vorangegangenen Stunden (oder aktuell) als nicht zugewandt oder desinteressiert erlebt haben könnte. (4. Entscheidung: *Einbezug möglicher Beziehungskrisen oder Brüche in der therapeutischen Beziehung*)

Das scheint ihm wenig zutreffend. Er setzt probeweise mögliche Bedeutungen ein, welche das Beziehungsmuster (aufgewühlte und anklagende Patientin, vorwurfsvoller Therapeut) verstehbar werden lassen könnten, z. B.: Die Patientin äußert ihre Bedürfnisse auf eine Weise, die bei anderen den Impuls einer „Maßregelung" hervorruft – vielleicht weil es auf beiden Seiten eine hohe Ambivalenz gibt, Emotionales wirklich miteinander zu teilen. (5. Entscheidung: *Probeweises Einsetzen einer Bedeutung*)

Entscheidungen auf der Ebene der Intervention

Die Entscheidung, wann und wie die auf der Ebene der Konzeptualisierung entwickelte mögliche Bedeutung den Weg in die Verbalisierung einer Intervention führt, bemisst sich an

- der *Relevanz* des gerade aktualisierten Beziehungsmusters (vor dem Hintergrund der Symptomatik und der Behandlungsziele sowie des Prozesses),
- dem *geeigneten Zeitpunkt* für eine Intervention,
- der passenden *„Dosis" an affektiver Aktivierung.*

Nicht jede zutreffende oder prinzipiell geeignete Intervention ist auch zu jedem Zeitpunkt geeignet. Zudem muss berücksichtigt werden, dass ein therapeutischer Prozess unter Beteiligung einer „mittleren" affektiven Intensität am erfolgversprechendsten ist. Manchmal ist es nützlich, in einer Intervention die affektive Beteiligung eher zu reduzieren, manchmal ist es geeignet, durch eine Intervention eher einen stärkeren Zugang zur Affektivität zu ermöglichen.

In psychodynamischer Terminologie gibt es drei wesentliche Interventionsformen, die in Bezug auf die Arbeit mit Übertragung und Gegenübertragung eingesetzt werden können (Taubner & Storck, 2024):

- *Klarifikation:* Die Klarifikation besteht in Interventionen (in der Regel Nachfragen), die dem Zweck dienen, die subjektive Erlebnisperspektive eines Patienten oder einer Patientin nachzuvollziehen. Eine Klarifikation hat üblicherweise eine Form wie „Verstehe ich Sie richtig, dass ...?", sie kann aber auch in einer schlichten Nachfrage bestehen wie „Haben Sie sich Ihrer Schwester denn nah gefühlt als Kind?". Klarifikationen können sich auf Beziehungsmuster beziehen oder auch konkret auf Übertragungsaspekte, allerdings geben sie dabei keine Annahmen vor, sondern explorieren das Erleben des Patienten oder der Patientin. Das kann z. B. der Satz sein „Ich habe mich gefragt, weshalb Sie zu mir als einem männlichen Therapeuten gekommen sind" oder „Wie war es denn für Sie, dass ich es traurig finde zu hören, wie einsam Sie sind?".

Merke

Mittels einer Klarifikation versuchen Therapeut:innen, die subjektive Erlebnisperspektive eines Patienten oder einer Patientin (besser) nachvollziehen zu können.

- *Konfrontation:* Die Konfrontation besteht in Interventionen, die auf einen Widerspruch, auf Gegensätzlichkeiten oder Ambivalenzen hinweisen. Es geht dabei nicht darum, einen Patienten oder eine Patientin zu „überführen", sondern es wird dem Umstand Rechnung getragen, dass sich widerstreitende Motive oder Gefühle darin äußern können, mal die eine, mal die andere Seite zu betonen oder ihr zu folgen. Die in einer Konfrontation adressierten Widersprüche können solche innerhalb des von einem Patienten oder einer Patientin Berichteten sein oder Widersprüche zwischen dem Bericht und dem Verhalten. Beispiele sind: „Jetzt sagen Sie ja einerseits, dass Ihr Bruder die wichtigste Vertrauensperson für Sie war, als Sie aufgewachsen sind. Andererseits haben Sie sich dann aber doch wiederum nicht an ihn gewandt, wenn Sie sich von Ihrem Vater so ungerecht behandelt und bestraft gefühlt haben ..." oder „Sie betonen, dass unsere Therapiestunde für Sie das Wichtigste in der Woche ist – und gleichzeitig kommt es häufig vor, dass Sie sich sehr verspäten ...". Konfrontationen sind immer explizit oder implizit mit der Einladung verbunden, gemeinsam darüber nachzudenken, was sich darin zeigt. Bezogen auf Beziehungsmuster und die Arbeit mit Übertragung und Gegenübertragung im engeren Sinn sind Konfrontationen ebenfalls auf Widerstreitendes bezogen (z. B. „Sie möchten mir gern von Ihren Sorgen erzählen, aber vielleicht befürchten Sie auch, dass ich Ihnen dann zu wichtig werden könnte."). Entscheidend bei der Konfrontation im Gegensatz zur Deutung ist, dass hier eher beschreibend das aufgegriffen wird, was berichtet wird oder sich im Verhalten zeigt.

Merke

Eine Konfrontation dient dem Zweck, durch das Benennen von Widersprüchen unterschiedliche Motive oder Ambivalenzen in den Blick nehmen zu können.

- *Deutung.* Eine Deutung richtet sich auf unbewusste Aspekte des Erlebens. Während sie in ihrer klassischen Form oft etwas Geschlossenes hat, das einem Patienten eine Verbindung zwischen Erleben bzw. Verhalten und möglichen unbewussten Bedeutungen und Motiven vor Augen führt, sind Deutungen im zeitgenössischen Verständnis in der Regel auf psychische Verarbeitungsprozesse bezogen und werden als „ungesättigt" bezeichnet. Das bedeutet, dass in der Deutung keine vermeintlichen Einsichten formuliert werden, sondern dass eine Deutung den Effekt haben soll, dass ein Patient oder eine Patientin mit einer neuen Einsicht darauf antworten kann. Deutungen können dabei ganz unterschiedliche Formen haben und Unterschiedliches adressieren. Beispiele sind: „Vielleicht gibt es auch einen Teil von Ihnen, der innerlich kocht, wenn der Druck so hoch ist, dass alles harmonisch und konfliktfrei bleiben muss“ oder „Mir kommt es so vor, als würde es für Sie noch um etwas anderes gehen, wenn Sie sagen, dass Sie *aus Zeitgründen* keinen Sex mehr mit Ihrer Partnerin haben“. Oft eignet es sich, in Deutungen die eigene Perspektive zu markieren, etwa durch das Präfix „Auf mich wirkt es so, dass ...“ oder „Ich habe den Eindruck, dass ...“. Das erleichtert es Patient:innen oft, das in einer Deutung Angesprochene für sich abzuwägen. Eine besondere Form der Deutung ist die Übertragungsdeutung. Sie adressiert unbewusste Aspekte im Erleben des Therapeuten oder der Therapeutin durch einen Patienten oder eine Patientin – im Wesentlichen im Hinblick auf bisher unerkannte oder unverstandene Beziehungsmuster, die sich aktualisieren. Die Übertragungsdeutung hat also nicht den Selbstzweck, über die Therapiebeziehung zu sprechen, sondern sie dient der Möglichkeit, sich aktuell zeigende Beziehungsmuster und Erwartungen besser zu verstehen. Übertragungsdeutungen könnten dabei stärker Widerstandsaspekte, Bedürfnisse oder Affekte ansprechen (z. B. „Mir kommt es so vor, als würden Sie hier sehr vorsichtig damit umgehen, wie emotional Sie sich zeigen – so als könnten Sie mich mit Ihren schlechten Gefühlen anstecken ...“ oder „Vielleicht ist Ihre Sehnsucht einfach sehr groß, dass ich Sie ohne Worte verstehe ...“ oder „Heute habe ich den Eindruck, dass Sie mir eigentlich gern von Ihrer Enttäuschung erzählen wollen, dass es Ihnen noch nicht besser geht, aber Sie scheinen sich nicht so recht zu trauen“). Deutungen sind häufig insofern „gestuft“, als ein Motiv oder Affekt in mehreren Schritten betrachtet wird, insbesondere wenn es um die Verknüpfung des Erlebens in der Therapiebeziehung mit verinnerlichten Mustern oder dem Erleben in anderen Beziehungen geht.

Merke

Eine Deutung richtet sich auf (bislang) unbewusste Prozesse oder Erlebnisinhalte. Sie dient dem Zweck, dass im Anschluss neue Einsichten möglich werden.

Während bei den klinischen Entscheidungen auf der Ebene des therapeutischen Beziehungsangebots oder der Konzeptualisierung eher gesagt werden kann, dass verschiedene Teile des Entscheidungsprozesses aufeinander aufbauen, folgen die Entscheidungen auf der Ebene der Interventionen weniger einer Reihenfolge. Alle Entscheidungen erfolgen geleitet von der Indikationsstellung zum Einsatz der Methode, den konkreten Behandlungszielen und der beziehungsdynamischen Formulierung:

1. *Entscheidung: Wahl eines eher konfrontativen/aufdeckenden oder eines eher stützenden Vorgehens.* Eine wichtige Frage auf der Ebene der Intervention betrifft das Verhältnis zwischen einer aufdeckenden bzw. konfrontativen und einer stützenden Funktion. Soll die auf Übertragung und Gegenübertragung bezogene Intervention eher eine neue Einsicht ins Bewusstsein bringen (aufdeckend/konfrontativ) oder dient sie einer „Einordnung", einem emotionalen Halt oder einem verbesserten Umgang mit etwas (stützend)?
2. *Entscheidung: Formulierung der Intervention eher in Form einer Frage oder in Form einer Hypothese.* Bei auf Übertragung und Gegenübertragung bezogenen Interventionen kann es auch darum gehen, ob sie eher in Form einer Frage oder in Form einer Hypothese bzw. Annahme formuliert werden. Das kann bei unterschiedlichen Patient:innen und zu unterschiedlichen Zeitpunkten im Verlauf einer Behandlung unterschiedlich zu bewerten sein. Die Übertragung kann in einer Form wie „Sie sprechen darüber, sich oft unverstanden zu fühlen. Wie erleben Sie es denn zwischen uns?" gegeben werden. Eine auf die Übertragung bezogene Intervention in Form einer Hypothese bzw. Annahme kann sein: „Vielleicht ist es Ihnen ja auch peinlich, mir davon zu erzählen, dass Sie sich nicht getraut haben, Ihren Eltern zu widersprechen."
3. *Entscheidung: Ausmaß des Einbezugs von Beziehungserfahrungen aus der Biografie.* Diese Entscheidungsebene betrifft das Verhältnis zwischen der Behandlungsbeziehung und biografisch relevanten Beziehungen. Manchmal kann es wichtig sein, anlässlich dessen, was sich in Übertragung und Gegenübertragung zeigt, die Beziehungen aus der Lebensgeschichte stärker in den Blick zu nehmen. Dazu braucht es mehr Zeit und eine eher offenere Formulierung der Veränderungsziele in der Behandlung. Bei umgrenzteren Zielen, einem geringeren Stundenumfang und zum Teil auch gemessen an der Symptomatik ist eine Arbeit im „Hier-und-jetzt" aktueller Beziehungen oder einer Beziehungsklärung innerhalb der therapeutischen Beziehung wichtig. In einer Langzeittherapie mit einem Patienten mit Dysthymie beispielsweise werden vermutlich lebensgeschichtliche Beziehungen einen größeren Raum einnehmen als in einer Kurzzeittherapie mit einer Patientin mit Traumafolgestörung.
4. *Entscheidung: Verhältnis der Betrachtung von Übertragung und Gegenübertragung versus „Außenbeziehungen".* Es kann eine Rolle spielen, inwiefern und wie schnell der Schritt von einer Betrachtung der Beziehung unter Einfluss von Übertragung und Gegenübertragung hin zu „Außenbeziehungen" genommen wird. Die Reflexion und Konzeptualisierung der Phänomene und Prozesse von Übertragung und Gegenübertragung ist ein Weg, verinnerlichte Beziehungsmuster zu verstehen und das Erleben und Verhalten in aktuellen Beziehungen außerhalb der therapeutischen Beziehung zu verändern. Unterschiede kann es dahingehend geben, wie sehr die Übertragungs-Gegenübertragungs-Dynamik vertieft wird. Hier bietet sich eine von Körner (2014) vorgeschlagene Unterscheidung an, die zwischen einer „Arbeit *in* der Übertragung" und einer „Arbeit *an* der Übertragung" unterscheidet. Die Arbeit in der Übertragung vertieft Übertra-

gungsprozesse, bleibt gewissermaßen länger „in" der Beziehung zwischen Patient:in und Therapeut:in und exploriert das emotionale Erleben darin. Die Arbeit an der Übertragung hingegen nimmt früher eine „Draufsicht" ein und exploriert Muster, die sich auch in anderen Beziehungen zeigen. Im oben beschriebenen „triangle of insight", wie es Malan (1979) formuliert hat, geht es hier um die Betrachtung und Unterscheidung des „in here" und des „out there" in unterschiedlichem Verhältnis.

Diese Unterscheidung korrespondiert mit einem Vorschlag Hardts (2013), der eine zentripetale von einer zentrifugalen Interventionstechnik unterscheidet:

- *Zentripetale Interventionen* bzw. Deutungen beziehen Bemerkungen von Patient:innen, die sich mit der Beziehung zu anderen beschäftigen, auf die therapeutische Beziehung, beispielsweise wenn eine Patientin berichtet „Ich kann andere Menschen nicht ausstehen" und die Intervention lautet „Wie ist es denn dann hier für Sie?"
- *Zentrifugale Interventionen* bzw. Deutungen nehmen etwas, das sich in der therapeutischen Beziehung zeigt, und beziehen es auf andere Beziehungen bzw. auf das sich darin zeigende Allgemeine. Als Beispiel kann angeführt werden, dass ein Patient seiner Therapeutin gegenüber äußert: „So, wie Sie mich heute bei der Begrüßung angesehen haben, dachte ich, dass es Ihnen am liebsten wäre, dass ich wieder gehe." und die Intervention dann lautet „Kennen Sie das Gefühl noch aus anderen Beziehungen?"

Merke

„Zentripetale" Interventionen nehmen den Weg vom „out there" der Beziehungen im Leben eines Patienten oder einer Patientin hin zum „in here" der Übertragungs-Gegenübertragungs-Beziehung. „Zentrifugale" Interventionen nehmen den Weg vom „in here" des Geschehens in Übertragung und Gegenübertragung hin zum „out there" der sonstigen Beziehungen im Leben eines Patienten oder einer Patientin.

Schließlich kann noch eine weitere Ebene klinischer Entscheidungen erwähnt werden, die stärker auf den Einbezug der Gegenübertragung auf die Intervention bezogen ist, nämlich der Grad an „Selbstenthüllung" (self-disclosure) bzw. unmittelbarer Responsivität (immediacy; Hill et al., 2019):

5. *Entscheidung: Ausmaß des Einbezugs von Selbstenthüllungen.* Als therapeutische Faustregel wird manchmal formuliert, das Therapeut:innen sich persönlich, aber nicht privat einbringen (Konzept der Therapeutischen Abstinenz). Das kann bedeuten, nicht („privat") einzubringen, dass man selbst gerade einen Trauerfall erlebt hat und wie die eigene Verarbeitung dessen aussieht, sondern stattdessen („persönlich") einzubringen, dass es einen traurig mache, wenn der Patient von eigenen Verlusten erzählt. Meistens ist es bei Patient:innen mit schwerer Beeinträchtigung hilfreicher, sich stärker persönlich einzubringen

bzw. in angemessenem Rahmen auch persönliche Fragen zu beantworten, statt mit einer Gegenfrage zu reagieren (z. B. auf Rückfragen die Benennung eines eigenen Urlaubsziels oder des Grundes für einen Terminausfall).

Die verschiedenen Aspekte der klinischen Entscheidungen sollen ebenfalls durch ein Beispiel erhellt werden:

Beispiel

Ein Patient mit der Diagnose einer Persönlichkeitsstörung hat eine ambulante Psychotherapie aufgenommen, es werden pathologisch-narzisstische Aspekte im Vordergrund gesehen.

Die Therapeutin hat basierend auf der Beziehungsdiagnostik, dem Prüfen der Indikation für den Einsatz der Methode und einer beziehungsdynamischen Formulierung nun die Therapie eingeleitet und die Entscheidung getroffen, vorrangig in einer stützenden Weise Aspekte der Übertragung einzubeziehen (1. Entscheidung: *Wahl eines vorrangig stützenden Einsatzes der Methode*). Dazu benennt sie eher die Momente, in denen es ihrem Patienten gelingt, Nähe und Selbstwert in Beziehungen zu anderen zu regulieren.

Sie folgt in ihrem Vorgehen zudem eher dem Formulieren von Hypothesen bzw. Annahmen, die sie ihrem Patienten anbietet (2. Entscheidung: *Formulierung von Hypothesen statt Fragen*). Sie hat die Erfahrung gemacht, dass ihr Patient auf Fragen wie „Wie erleben Sie mich, wenn es darum geht, ob Sie anderen vertrauen können?“ überfordert wirkt und sich eher genervt zurückzieht. Mit Formulierungen wie „Ich habe den Eindruck, dass Sie hier eher vorsichtig sind und schrittweise prüfen, ob Sie sich mir anvertrauen können“ scheint es leichter sein, ihn zu erreichen.

Die Therapeutin geht außerdem nur in sehr begrenzter Weise auf biografische Beziehungserlebnisse des Patienten ein (3. Entscheidung: *Geringes Maß des Einbezugs der Lebensgeschichte*). Manchmal scheint dieser sich in Schilderungen der früher abweisenden Beziehung zum Vater zu „verlieren“ und sich in Verbitterung und Enttäuschungswut „reinzusteigern“. Zugleich scheint er dabei der Exploration, wie er andere erlebt und was er von sich zeigen kann, auszuweichen, sodass sie in ihren Interventionen versucht, den Blick auf aktuelle Beziehungen zu lenken. Eine solche Vertiefung erfolgt ihrer Einschätzung nach besonders dann in günstiger Weise, wenn etwas aus der Therapiebeziehung herausgenommen und geprüft wird, wo es überall sonst noch den Patienten beschäftigt und unter Umständen hemmt (4. Entscheidung: *Weniger Vertiefung von Übertragung und Gegenübertragung zugunsten eines Blicks auf Außenbeziehungen*). Die Therapeutin hat das Gefühl, dass der Patient eine vertiefende Exploration der Beziehung zu ihr (noch) nicht gut aushalten kann und es zudem für ihn wichtiger ist, seine aktuellen Beziehungen außerhalb förderlicher gestalten zu können. Deshalb arbeitet sie stärker *an* der Übertragung statt *in* der Übertragung.

Schließlich trifft sie auch die Entscheidung, eher begrenzend mit Schilderungen über sich selbst umzugehen, da sie den Eindruck hat, dass es den Patienten eher verwirrt, sich mit der Therapeutin als „Privatperson" auseinanderzusetzen (5. Entscheidung: *reduzierter Umgang mit Selbstenthüllungen*).

4.2 Variationen der Methode

Die Arbeit mit Übertragung und Gegenübertragung kann unterschiedlich aussehen, je nach

- Behandlungsdiagnose,
- Alter der Behandelten und
- therapeutischem Setting (ambulant/stationär, Einzel-/Gruppentherapie, Paartherapie).

Dabei ist zu beachten, dass es jeweils fallspezifische Anpassungen vor dem Hintergrund der allgemeinen Überlegungen zu Indikation und Behandlungszielen, wie sie in Kapitel 3.1 präsentiert worden sind, geben kann.

4.2.1 Therapeutisches Vorgehen bei unterschiedlichen psychischen Störungen

In Kapitel 2 ist dargestellt worden, in welcher Weise sich Phänomene und Prozesse von Übertragung und Gegenübertragung bei unterschiedlichen psychischen Störungen zeigen können und wann ein vertiefter Einsatz der Methode geeignet oder weniger geeignet sein kann. Basierend auf den in Kapitel 4.1 genauer dargestellten klinischen Entscheidungsprozessen kann nun zumindest kursorisch auf störungsspezifische Aspekte in der Behandlung unter Einbezug von Übertragung und Gegenübertragung eingegangen werden.

Für die Arbeit mit Patient:innen mit der Diagnose einer *Persönlichkeitsstörung* steht die Aufgabe der strukturbezogenen Arbeit im Zentrum, das heißt die Ermöglichung von *Regulierung, Differenzierung und Integration*. Im Hinblick auf die Arbeit mit Übertragung und Gegenübertragung im engeren Sinn bedeutet das, die Regulierung von Nähe und Distanz in der therapeutischen Beziehung zu ermöglichen, die Differenzierung zwischen Selbst und anderen zu unterstützen sowie die Integration widerstreitender Affekte und/oder unterschiedlicher Bilder von Selbst und anderen zu ermöglichen. Bei unterschiedlichen Formen der Persönlichkeitsstörung äußert sich das in unterschiedlicher Schwerpunktsetzung: In der Arbeit mit pathologisch-narzisstischen Patient:innen stehen eher Aufgaben der Regulierung von Nähe im Vordergrund, in der Arbeit mit Patient:innen mit Borderline-Pattern die Integration unterschiedlicher (bisher fragmentierter) Vorstellungen vom Selbst und von anderen (vgl. Kapitel 4.3.1 zur Übertragungsfokussierten Psychotherapie).

Merke

Die Arbeit mit Übertragung und Gegenübertragung bei der Diagnose einer Persönlichkeitsstörung orientiert sich grob an einem eher strukturbezogenen Vorgehen. Ihr Ziel ist die Unterstützung in den Bereichen Regulierung, Differenzierung und Integration, was bei unterschiedlichen „traits" unterschiedlich gewichtet ist.

Die Übertragungsarbeit bei der Behandlung von Patient:innen, die an einer *depressiven Störung* oder an einer *Zwangsstörung* leiden, orientiert sich eher am Durcharbeiten bestimmter Vorstellungen davon, *was Affekte in Beziehungen „anrichten"*: Sind sie akzeptabel, zerstören sie etwas, sind sie beschämend? Zudem wird im Zentrum stehen, welche Erwartungen an andere damit verbunden sind – mal stärker in Richtung des Selbstwerts (Depression), mal stärker in Richtung der Kontrolle (Zwang). Entscheidend ist eine relative Orientierung am *Inhalt* der Übertragungsphänomene.

Merke

Die Arbeit mit Übertragung und Gegenübertragung bei der Behandlung von mit Patient:innen mit einer depressiven oder Zwangsstörung orientiert sich am Durcharbeiten von (negativen) Erwartungen demgegenüber, was negative Affekte in Beziehungen „anrichten" könnten.

Im Gegensatz zur Orientierung an Inhalten der Übertragung geht es in der übertragungsbezogenen Arbeit bei der Behandlung von Patient:innen mit *psychotischen Störungen* oder einer *somatischen Belastungsstörung* stärker um eine Orientierung am *Prozess* von Übertragung und Gegenübertragung. Damit ist gemeint, dass es weniger um eine Exploration dessen geht, welches Beziehungsmuster sich in der Übertragung zeigt (z. B. das Bild eines desinteressierten oder strafenden Gegenübers), sondern in welcher *Form* Beziehungen erlebt werden.

Für die Arbeit mit Übertragung und Gegenübertragung in der Arbeit mit Patient:innen mit *psychotischer Störung* ist zunächst zu unterstreichen, dass die Beziehungsarbeit im Hinblick auf die drei Ebenen der therapeutischen Beziehung relativ zur *realen Beziehung* und zur *Arbeitsbeziehung* verschoben ist (und die Übertragungs-Gegenübertragungs-Beziehung in den Hintergrund tritt). Es geht wesentlich darum, *ein In-Beziehung-Stehen zu etablieren.* In der Übertragung zeigt sich also vor allem, dass es erschwert ist, sich ein stabiles Bild vom anderen zu machen, und/oder welche Ängste mit einer Beziehung verbunden sind, wenn die Ich-Grenzen nicht verlässlich etabliert sind. Übertragungsmuster betreffen die Instabilität von Beziehungen, sodass die Arbeit daran für Therapeut:innen in erster Linie darin besteht, sich selbst „ins Spiel zu bringen" und jemandem zu verlässlicheren und vertrauensvolleren Beziehungsvorstellungen zu verhelfen. Dies erfordert eine hohe Toleranz für intensive Gegenübertragungsgefühle (Angst, Verwirrung).

Merke

In der Arbeit mit Übertragung und Gegenübertragung bei Patient:innen mit der Diagnose einer psychotischen Störung tritt auf der Ebene der Interventionen die Übertragungs-Gegenübertragungs-Dynamik in den Hintergrund. Stattdessen geht es darum, das Erleben eines In-Beziehung-Stehens zu einem Gegenüber zu etablieren.

Ähnlich kann es in der übertragungsbezogenen Arbeit mit Patient:innen mit *somatischer Belastungsstörung* oftmals darum gehen, einen mittleren Bereich des emotionalen In-Beziehung-Stehens zu etablieren, zwischen dem Pol einer „fachlichen", an körperlichen Beschwerden orientierten Kontaktaufnahme und der Suche nach einer unterschiedslosen „Schlüsselperson".

Merke

In der Arbeit mit Übertragung und Gegenübertragung bei Patient:innen mit *somatischer Belastungsstörung* steht im Vordergrund, wie ein In-Beziehung-Stehen von „mittlerer" emotionaler Intensität etabliert werden kann.

Tabelle 5 fasst leitende therapeutische Aufgaben bei der Arbeit mit Übertragung und Gegenübertragung für verschiedene Störungsbild kurz zusammen.

Tabelle 5: Leitende therapeutische Aufgaben bei der Arbeit mit Übertragung und Gegenübertragung bei ausgewählten psychischen Störungen

Störungsbild	Leitende therapeutische Aufgabe
Persönlichkeitsstörung	Arbeit an Regulierung, Integration, Differenzierung
Depression, Zwangsstörung	Durcharbeiten negativer Erwartungen, was Affekte in Beziehungen „anrichten"
Psychotische Störungen	Etablierung eines interpersonellen Erlebens
Somatische Belastungsstörungen	Etablieren eines In-Beziehung-Stehens in einem „mittleren" Bereich emotionaler Nähe

4.2.2 Therapeutisches Vorgehen in der Behandlung von Kindern und Jugendlichen

Für die psychotherapeutische Arbeit mit Kindern und Jugendlichen können sich Phänomene und Prozesse von Übertragung und Gegenübertragung und somit auch der behandlungstechnische Umgang damit in spezifischer Form zeigen. Zum einen gestalten sich Übertragungsprozesse eher „horizontal" als „vertikal", das heißt, es geht weniger darum, dass sich verinnerlichte Beziehungsmuster aus der Biografie von Patient:innen in der Behandlungsbeziehung zeigen (also solche aus früherer Zeit), sondern darum, dass sich Beziehungsmuster, die in aktuellen anderen Beziehungen eine Rolle spielen, sich in der Behandlungsbeziehung vermitteln.

Merke

Bei der Behandlung von Kindern oder Jugendlichen zeigen sich Übertragungsaspekte weniger als Aktualisierung zurückliegender Beziehungserfahrungen („vertikal"), sondern als Inszenierungen anderer, aktueller Beziehungserfahrungen („horizontal").

Eine Besonderheit für die Arbeit mit Übertragung und Gegenübertragung in der Behandlung von Kindern und Jugendlichen stellen die Angehörigengespräche dar. Ganz allgemein bedarf es hier einer (auch hinsichtlich des Behandlungsauftrags und des Vertrauensverhältnisses in der Therapie selbst) doppelten therapeutischen Kompetenz: einmal bezogen auf die Behandlung im engeren Sinn, einmal bezogen auf die Angehörigengespräche. In diesem Spannungsfeld auftauchende Fragen von Loyalität, Verschwiegenheit oder Kooperation sind unter der Perspektive von Übertragung und Gegenübertragung besonders zu beachten.

Merke

Bei der Behandlung von Kindern oder Jugendlichen treten durch die begleitenden Angehörigengespräche besondere Herausforderungen im Hinblick auf Loyalität und Verschwiegenheit auf.

Einzubeziehen sind dabei u. a. folgende Fragen:

- Welche Rollenzuweisungen (impliziter oder expliziter Art) an den Therapeuten oder die Therapeutin gibt es seitens der Angehörigen?
- Gibt es latente Konkurrenz zwischen Eltern und Therapeut:in?
- Verbünden sich in der Dreierkonstellation Therapeut:in, Angehörige, Kind bzw. Jugendlicher/Jugendliche zwei Parteien gegen die dritte?
- Welche Fantasien gibt es aufseiten von Therapeut:innen über die Elternkompetenzen?

Im Sinne einer kompetenten Durchführung der Behandlung sind diese Fragen zu reflektieren – es geht also in einem hohen Maß um Übertragungsprozesse und Gegenübertragungsgefühle im größeren Feld der an der Behandlung Beteiligten, in das auch andere Beteiligte der psychosozialen Versorgung einbezogen sein können (Jugendhilfe, Wohneinrichtungen, Schule).

In Eltern-Säuglings- bzw. Kleinkindtherapien gestalten sich Übertragungsprozesse komplexer, weil an der konkreten Behandlung, auch in den einzelnen Sitzungen, mehrere Personen beteiligt sind. In den Interventionen stehen bei der Behandlung von Kindern in der Regel Deutungen der Übertragung nicht im Zentrum.

In Kinderbehandlungen äußern sich Übertragungsaspekte insgesamt stärker in einer Zeichnung oder im therapeutischen Spiel als in verbalisierten Berichten oder abstrakten Beziehungsszenen. Die Arbeit mit Übertragung und Gegenübertragung bedeutet dann stärker eine Markierung bestimmter Beziehungsaspekte, die sich in einem Bild oder im Spiel zeigen können – in der Exploration von Fragen wie z. B.:

- Was bedeutet es, dass der Therapeut oder die Therapeutin im Spiel immer die Rolle des Schwachen oder Verlierers zugewiesen bekommt?
- Für wen steht die Spielfigur, die immer am Rand bleiben muss?
- Warum enden gespielte Geschichten immer in einer Katastrophe?

In Jugendlichenbehandlungen kann die Arbeit unter Einbezug von Übertragung und Gegenübertragung heißen, dass sich Themen einer ambivalenten Ablösung in der Behandlungsbeziehung zeigen (zu spezifischen Gegenübertragungen in der Behandlung von Jugendlichen siehe z. B. Tishby & Vered, 2011). Fragen dazu können sein:

- Wird der Therapeut bzw. die Therapeutin eher als „Peer“ oder als Elternfigur gesehen?
- Wie vermitteln sich eher „kindlichere“ Seiten und Bedürfnisse (Anlehnung) mit eher „adoleszenten“ Seiten und Bedürfnissen (Abgrenzung) in der Behandlungsbeziehung?
- Wann spüren Therapeut:innen welche Art von elterlichen Gefühlen in der Eigen- oder Gegenübertragung?

4.2.3 Übertragung und Gegenübertragung in der stationären Psychotherapie

Für die Arbeit mit Übertragung und Gegenübertragung im stationären und teilstationären psychotherapeutischen Behandlungssetting ist die Berücksichtigung der Multiprofessionalität, Multipersonalität und Multimodalität des Behandlungsangebots entscheidend.

Mit der *Multiprofessionalität* ist verbunden, dass es über die verschiedenen Berufsgruppen hinweg in aller Regel unterschiedliche Grade an Ausbildung und Übung hinsichtlich der Arbeit mit Übertragung und Gegenübertragung gibt. Man kann annehmen, dass sich in jede der professionellen Beziehungen zwischen Teammitgliedern und Patient:innen Beziehungsmuster vermitteln. Ferner ist zu unterstreichen, dass in Konzeptionen stationärer Psychotherapie von einer Gleich*wertigkeit* der unterschiedlichen therapeutischen Angebote ausgegangen werden kann, nicht aber von einer Gleich*artigkeit*. Das hat als Konsequenz, dass zwar die Reflexion von Übertragung und Gegenübertragung für die Mitglieder aller Berufsgruppen von hoher Bedeutung und ein wichtiger Teil professioneller Beziehungsgestaltung sein kann, die Ebene der Intervention, die sich auf Übertragung und Gegenübertragung bezieht, jedoch auf die im engeren Sinn psychotherapeutischen Teil-Settings (Einzeltherapie, Gruppentherapie) zentriert werden sollte.

Die *Multipersonalität* des Behandlungsangebots in der stationären Therapie bringt es mit sich, dass sich Übertragungsprozesse nicht „als Ganzes" im Hinblick auf einen Behandler oder eine Behandlerin zeigen, sondern sich in die unterschiedlichen Teile des Behandlungsangebots vermitteln können (siehe auch Storck, im Druck b).

Ferner sind es nicht nur personell verschiedene Angebote, sondern aufgrund der *Multimodalität* auch inhaltlich unterschiedliche Angebote. Das Beziehungsangebot in einer Körpertherapie unterscheidet sich von dem in einer Kunsttherapie und diese wiederum vom psychotherapeutischen Gespräch.

Dieses „aufgefächerte" Angebot der Mitglieder eines Klinik-Teams im Hinblick auf die Behandlungsbeziehungen korrespondiert mit einer Tendenz zur „Übertragungsspaltung" aufseiten vieler derjenigen Patient:innen, für die eine stationäre Behandlung indiziert ist. Bei Vorliegen der Kriterien für die Diagnose einer Persönlichkeitsstörung etwa kann gesagt werden, dass sich Übertragungsprozesse oftmals nicht als „ganze" Reinszenierung innerer Beziehungsvorstellungen realisieren, sondern, wie oben beschrieben, in fragmentierter Weise.

Merke

Durch die Multiprofessionalität, Multipersonalität und Multimodalität des Settings in der (teil-)stationären Psychotherapie kommt es häufig zu Übertragungsspaltungen.

Das hat in vielen Fällen zur Folge, dass sich unterschiedliche Aspekte verinnerlichter Beziehungsmuster von Patient:innen in unterschiedliche Teile des Behandlungsangebots und die multipersonellen, multimodalen Beziehungen vermitteln. Es ist nicht selten und auch nicht überraschend, dass ein Patient oder eine Patientin die Beziehung zum Körpertherapeuten anders gestaltet und andere eigene Anteile dort einbringt als in die Beziehung zum bzw. zur Stationsärzt:in.

Das bringt für das Klinik-Team die besondere Aufgabe mit sich, bei der Arbeit mit Übertragung und Gegenübertragung im stationären Setting die unterschiedlichen Aspekte der Aktualisierung verinnerlichter Beziehungsmuster zusammenzuführen. Als der methodische „Ort" dafür kann die Fallbesprechung angesehen werden (für eine ausführliche Darstellung siehe Storck, 2017). Dort kann bei der Reflexion einer Behandlung und der jeweiligen Beziehungen in den unterschiedlichen Teil-Settings der Klinik etwas zusammengebracht werden, was als Voraussetzung des Verstehens der inneren Welt von Patient:innen herangezogen werden kann und somit auch als Voraussetzung für eine Anpassung der Behandlung im Hinblick auf diesen vertieften Einblick in das Erleben und Gestalten von Beziehungen.

Merke

In der (teil-)stationären Psychotherapie kommt der Fallbesprechung eine wichtige Funktion für das Verstehen von Übertragungs- und Gegenübertragungsprozessen im Team zu.

Dies zeigt sich besonders in Behandlungen mit Patient:innen mit der Diagnose einer Borderline-Persönlichkeitsstörung. In psychodynamischer Betrachtung ist das Beziehungserleben von Spaltungsprozessen gekennzeichnet: Vorstellungen vom Selbst und vom anderen werden als „fragmentiert" betrachtet. Teil-Selbst-Vorstellungen sind nicht mit anderen Teil-Selbst-Vorstellungen integriert, sodass kein „ganzes" bzw. vollständiges Bild der eigenen Person entsteht. Stattdessen sind sie mit Teil-Objekt-Vorstellungen verknüpft, sodass die oben beschriebenen „Automatismen" in der Verknüpfung bestimmter Selbstvorstellungen mit bestimmten Vorstellungen vom anderen verbunden sind – z. B. ein bedürftiges Selbst und ein dominantes, bedrohliches Objekt.

Diese Psychodynamik der verinnerlichten Beziehungen bringt oft eine Übertragungsspaltung mit sich, also die (unbewusste) „Aufteilung" bestimmter Beziehungsmuster auf die unterschiedlichen Beziehungen in einer stationären Behandlung. Da zugleich Affekte oft nicht gut reguliert werden können, bringt das wiederum mit sich, dass intensive Affekte die Behandlungsbeziehungen bestimmen und dass aufgrund der Spaltung Beziehungen auch in der Klinik entweder „ausschließlich gut" oder „ausschließlich schlecht" sind.

Diese Aktualisierung von Beziehungsmustern erreicht die einzelnen Mitglieder des Behandlungsteams. Oft zeigt sich das darin, dass Teammitglieder entweder an sehr positive Gefühle für eine Patientin oder einen Patienten anknüpfen können (weil die jeweilige Behandlungsbeziehung von Patient:innen-Seite von negativen Affekten freigehalten und/oder von Idealisierung geprägt sind) oder aber vor allem die negativen Gefühle dem Patienten oder der Patientin gegenüber spüren (weil die jeweilige Behandlungsbeziehung alles Negative „abbekommt"). Es stellt eine Trivialität in der Konzeption von Klinikbehandlungen dar, dass in so einem

Fall, nämlich wenn ein Teil der Mitarbeitenden ein sehr positives Bild eines Patienten oder einer Patientin hat und ein anderer Teil der Mitarbeitenden von demselben Patienten oder derselben Patientin ein sehr negatives Bild hat, keine Mehrheitsmeinung darüber gebildet wird, wie man die Person nun sehen sollte. Vielmehr geht es darum, diese gespaltene Stimmung, den gespaltenen Blick auf die Patientin oder den Patienten, als einen Ausdruck der inneren Welt des Beziehungserlebens zu verstehen, der sich, vermittelt über die einzelnen Behandlungsbeziehungen, im Team zeigt. Hier kann das Team die Integrationsleistung vollziehen, die für den Patienten oder die Patientin auch nützlich ist und in der weiteren Gestaltung der Klinikbehandlung vorzubereiten ist.

Merke

Die Reflexion von Teamprozessen kann eine wichtige Hilfe sein, um Beziehungsmuster zu verstehen – sowohl aufseiten der Gruppe der Behandelnden als auch im Hinblick auf ein Fallverstehen.

4.2.4 Übertragung und Gegenübertragung in der Gruppen- oder Paartherapie

Auch die Arbeit mit Übertragung und Gegenübertragung in der Gruppentherapie weist einige Besonderheiten auf (ein Überblick zur therapeutischen Beziehung in der Gruppentherapie findet sich z. B. bei Bormann & Strauß, 2018). Zum einen kann man die Perspektive darauf einnehmen, wie jedes einzelne Gruppenmitglied Übertragungen auf andere Gruppenmitglieder ausbildet sowie auf den Gruppenleiter oder die Gruppenleiterin. Zum anderen – und das ist in der psychodynamischen Betrachtung von Übertragungsprozessen in der Gruppe derjenige Aspekt, der häufiger ins Zentrum gerückt wird – kann es um eine Betrachtung von zentralen Gruppenfantasien gehen, die die Gruppe *als* Gruppe ausbildet.

Pioniere der Gruppenpsychoanalyse wie Wilfred R. Bion oder Sigmund Foulkes betonen einerseits Gruppenfantasien, andererseits Gruppendynamiken, die sich ausbilden; so spricht Bion von der sogenannten Grundannahmen-Gruppe. Diese stellt einen Kontrast zur „Arbeitsgruppe“ dar, womit eine arbeitsfähige, realitätsbezogene Gruppe gemeint ist, die sich an Veränderung orientiert. Grundannahmen-Gruppen hingegen halten am Bestehenden fest und stellen sich gegen Veränderung (Bion, 1971).

Merke

Für die Untersuchung von Übertragung und Gegenübertragung in der Gruppentherapie ist die Unterscheidung zwischen Grundannahmen-Gruppen (in denen Veränderungsprozesse gehemmt werden) und Arbeitsgruppen wichtig.

Bion (1971) unterscheidet drei Arten von Grundannahmen-Gruppen:

- Die Kampf-oder-Flucht-Gruppe: Die Gruppenmitglieder beantworten Spannungen damit „anzugreifen“ oder auszuweichen.
- Die Abhängigkeitsgruppe: Gruppenmitglieder orientieren sich absolut an der Anleitung durch den Gruppentherapeuten bzw. die Gruppentherapeutin.
- Die Paarbildungsgruppe: Gruppenmitglieder folgen der Fantasie eines Paares unter ihnen, welche die Führung übernehmen und für ein (vermeintlich) produktives Arbeiten sorgen sollen.

Im Hinblick auf die Arbeit mit Übertragung und Gegenübertragung ist besonders die Abhängigkeitsgruppe zentral, weil hier Übertragungsdynamiken entstehen, welche unbearbeitet die psychotherapeutische Arbeit an der Veränderung blockieren. Es geht hier um die bewussten oder unbewussten Erwartungen der Gruppenmitglieder (in Form einer „Gruppenfantasie“), dass der Gruppenleiter bzw. die Gruppenleiterin der Gruppe sagen soll, was zu tun sei, bzw. die Veränderung bewirken soll. Damit ist nicht etwa eine vertrauensvolle und angemessenere Erwartung an eine professionell agierende Person gemeint, sondern ein Ausweichen vor der Veränderung durch eigene Gestaltung oder Reflexion.

Auch andere Formen der Übertragungen in einer Gruppe können auftreten. So kann natürlich auch eine Dynamik der Entwertung gegenüber dem Gruppenleiter oder der Gruppenleiterin entstehen oder es können sich verschiedene „Allianzen“ in einer Gruppe bilden (ebenso wie die Dynamik eines „schwarzen Schafs“ in der Gruppe), die sich jeweils unter der Perspektive verinnerlichter Beziehungsmuster einzelner Gruppenmitglieder betrachten lassen.

In einer Paartherapie gestalten sich Prozesse von Übertragung und Gegenübertragung zumindest an der Oberfläche komplexer als in einer Einzeltherapie, weil der Therapeut bzw. die Therapeutin ganz grundlegend eine Bereitschaft zur Rollenübernahme gegenüber zwei Personen einnimmt und darin die Aufgabe hat, allparteilich zu bleiben (z.B. Volger, 2022, S. 197 ff.). Ihn bzw. sie erreichen unterschiedliche Erwartungen und es kann auf allen drei Ebenen der therapeutischen Beziehung zu Herausforderungen einer balancierten Haltung kommen:

- Auf der Ebene der *realen Beziehung* stellen sich Fragen der Gleich- oder Gegengeschlechtlichkeit und wie dies die Dynamik des Gesprächs zu dritt verändert; ebenso kann es um Vorstellungen des Paares über den persönlichen Blick auf Partnerschaft seitens des Therapeuten oder der Therapeutin gehen.
- Auf der Ebene der *Arbeitsbeziehung* geht es darum, die Allparteilichkeit immer wieder herzustellen, unter Umständen in Antwort auf eine Dynamik der „Allianz-“ oder Paarbildung innerhalb der therapeutischen Dreierbeziehung.
- Auf der Ebene von *Übertragung und Gegenübertragung* wird gewissermaßen auf zwei Kanälen gesendet. Von beiden Personen des Paares aus geht es um die mögliche Aktualisierung verinnerlichter Beziehungsmuster und eine Antwort des Paartherapeuten bzw. der Paartherapeutin darauf. Durch die allgemeine

Haltung in der Paartherapie und die konkreteren Aufgaben und Veränderungsziele werden Übertragung und Gegenübertragung jedoch in aller Regel nicht ins Zentrum der Arbeit (auf die Ebene der Interventionen oder der Gesprächsführung) gerückt. Um eine professionelle und effektive Paartherapie oder -beratung durchzuführen, bedarf es jedoch der Reflexion des Therapeuten bzw. der Therapeutin über eigene Impulse, Affekte und Gedanken und darüber, wodurch diese mobilisiert werden.

4.3 Arbeit mit Übertragung und Gegenübertragung in manualisierten Therapien

Eine dezidierte Manualisierung der Arbeit mit Übertragung und Gegenübertragung als psychotherapeutischer Methode liegt nicht vor. Der Einbezug entsprechender Phänomene und Prozesse erfolgt zunächst als Teil der psychodynamischen Psychotherapie-Verfahren. Zugleich muss nochmals unterstrichen werden, dass verinnerlichte Beziehungsmuster und deren Aktualisierung kein verfahrensspezifischer Gedanke sind, sondern es sich um allgemeine klinische Phänomene handelt, die damit zu tun haben, dass menschliche Interaktion zu einem wichtigen Teil darin besteht, wie Gefühle in Beziehungen erlebt und eingebracht werden. Daher hat die Arbeit mit Übertragung und Gegenübertragung in unterschiedliche Ansätze der Psychotherapie Einzug gehalten, von denen im Folgenden einige Beispiele vorgestellt werden. Es handelt sich um manualisierte Vorgehensweisen, in denen die Arbeit mit Übertragung und Gegenübertragung einen zentralen Platz einnimmt, ohne dass gesagt werden kann, dass es sich um gesonderte Manuale für die Arbeit mit Übertragung und Gegenübertragung handelt.

Ich werde eingehen auf

- die Übertragungsfokussierte Psychotherapie,
- das Cognitive Behavioral Analysis System of Psychotherapy (CBASP) und
- weitere Vorgehensweisen (Schematherapie, Plananalyse).

Auf andere manualisierte (psychodynamische) Methoden, wie z. B. die Mentalisierungsbasierte Therapie (Taubner et al., 2019), wird nicht eingegangen, da hier die Übertragungsarbeit eher im Hintergrund steht. Auch die psychoanalytisch-interaktionelle Therapie (Streeck & Leichsenring, 2015) berücksichtigt die therapeutische Beziehung zwar zentral, setzt aber erklärtermaßen in der Konzeption eines „Prinzips Antwort“ weniger vertieft auf die Arbeit mit der Übertragung als Aktualisierung verinnerlichter Beziehungsmuster, sondern viel klarer auf die konkrete interpersonelle Interaktion in der Therapiebeziehung.

4.3.1 Übertragungsfokussierte Psychotherapie

Die Übertragungsfokussierte Psychotherapie (Transference-focused Psychotherapy [TFP]; Yeomans et al., 2017) wurde von Kernberg, Clarkin und Yeomans entwickelt und folgt der Objektbeziehungstheorie Kernbergs. Die Methode wurde für die Arbeit mit Patient:innen mit Persönlichkeitsstörung (Borderline, narzisstisch, dissozial/antisozial) entwickelt. Anders als die klassische Psychoanalyse wird eine TFP nicht im Couch-Setting, sondern im Gegenübersitzen und in einer Frequenz von einer oder zwei Stunden pro Woche durchgeführt.

Hintergrund der Methode ist die Annahme von vorherrschenden Spaltungsprozessen und/oder einer Identitätsdiffusion bei Betroffenen. Beides steht mit der Annahme in Verbindung, dass die psychischen Repräsentanzen fragmentiert bzw. instabil sind, was unintegrierte und rasch wechselnde heftige Affekte mit sich bringt oder sich in dysfunktionalen interpersonellen Beziehungen zeigt.

Beides, so die Annahme, erhält auch Einzug in die Übertragungs-Gegenübertragungs-Dynamik und kann dort bearbeitet werden. Allgemeine Behandlungsziele haben dann in erster Linie mit einer Integration zu tun: der Integration negativer Affekte und der Integration unterschiedlicher Vorstellungen vom Selbst und von anderen zu einem „vollständigen“ inneren Bild von sich und anderen Personen, auf das jemand zurückgreifen kann.

Dazu fokussiert die Methode insbesondere auf die Bearbeitung der negativen Übertragung und die sich in der Übertragung und Gegenübertragung vermittelnden Selbst-Objekt-Dyaden (vgl. Kapitel 2; zur Übertragungsanalyse in der TFP siehe Kernberg, 2021). Die allgemein formulierte Bereitschaft zur Rollenübernahme nimmt in einer TFP die Form an, sich für Teil-Objekt-Vorstellungen als Bestandteil der Selbst-Objekt-Dyaden zur Verfügung zu stellen und auf diese Weise die Rollenwechsel (verstanden als Abwehr einer Selbst-Objekt-Dyade durch eine andere) zu beobachten und zu deuten. Dies geschieht ausgehend von einer Reflexion der Gegenübertragung.

Merke

In der Übertragungsfokussierten Psychotherapie mit Patient:innen mit der Diagnose einer Persönlichkeitsstörung besteht die Bereitschaft zur Rollenübernahme oft darin, Rollen innerhalb unterschiedlicher Selbst-Objekt-Dyaden einzunehmen.

Dazu gibt es einige Voraussetzungen (was erneut auf die ethische Verantwortung und gut begründete Entscheidung für eine Arbeit mit Übertragung und Gegenübertragung hinweist). Bevor der negativen Übertragung und den wechselnden Selbst-Objekt-Dyaden innerhalb der therapeutischen Beziehung Raum gegeben werden kann, muss der therapeutische Rahmen gesichert sein. Dazu gehört zunächst die Patient:innen-Sicherheit. Als erstes müssen Suizidalität bzw. selbstschädigendes Verhalten zumindest reduziert werden. Ferner muss die therapeutische Arbeit auf einer grundlegend geteilten Realität, auch bezogen auf die gemeinsame therapeutische Aufgabe, beruhen. Anders gesagt: Ohne Arbeitsbeziehung sollte kein Arbeiten mit der Übertragung und Gegenübertragung erfolgen.

Dann kann dem Anliegen gefolgt werden, durch eine Aktualisierung und ein Verstehen der fragmentierten Beziehungsmuster und der unintegrierten Affekte zu einer Integration und „Vollständigkeit" oder zumindest Kohärenz im Erleben des Selbst und des anderen zu kommen.

4.3.2 Cognitive Behavioral Analysis System of Psychotherapy

Das Cognitive Behavioral Analysis System of Psychotherapy (CBASP) wurde zunächst zur Behandlung von Patient:innen mit chronischer Depression entwickelt (McCullough, 2012; weitergehende Ausführungen finden sich vor allem bei Backenstraß, 2021). Dabei steht u.a. die Annahme im Mittelpunkt, dass insbesondere in solchen Fällen, in denen die Depression früh beginnt, traumatisierende Erfahrungen mit frühen Bezugspersonen eine Rolle spielen.

Betrachtet man die Rolle von Übertragungen im dazugehörigen Störungs- und Veränderungsmodell, dann ist der Bezug auf den Kiesler-Kreis wichtig (Kiesler, 1996; vgl. Kapitel 3.2.3), mit dessen Hilfe dargestellt wird, welche Beziehungserwartungen und Wahrnehmungsentkoppelungen vorherrschen.

Diagnostisch wird gemeinsam mit Patient:innen eine Liste „prägender" Bezugspersonen („significant others") erstellt: Wer spielte eine Rolle, wie war es, mit dieser Person aufzuwachsen, und welche Bedeutung haben die Person und die mit ihr gemachten Erfahrungen heute? Daraus wird eine sogenannte *Übertragungshypothese* entwickelt, welche in der Regel eine Wenn-dann-Struktur hat. Das bedeutet, in ihr wird eine Erwartung formuliert, wie auf das eigene Verhalten durch bedeutsame Personen reagiert wird, und wie dies konkret (und namentlich) auf den Therapeuten oder die Therapeutin bezogen aussehen könnte. Die Übertragungshypothese wird vor dem Hintergrund der Erfahrungen mit den prägenden Bezugspersonen sowie dem Impact Message Inventory (ein Maß zur Erhebung zwischenmenschlichen Verhaltens; Kiesler & Schmidt, 1993) erstellt. So kann eine prägende Erfahrung gewesen sein: „Wenn ich mich enger an jemanden gebunden habe und offener wurde, wurde ich missbraucht und bald verlassen". Im Kiesler-Kreis wird aufgetragen, wie Verhalten und Beziehungserwartungen zusammenhängen.

Merke

Im Cognitive Behavioral Analysis System of Psychotherapy (CBASP) wird zu Beginn der Behandlung eine Übertragungshypothese formuliert, in der zentrale Erwartungen an prägende Personen beschrieben werden und wie diese sich in der Therapiebeziehung zeigen könnten.

Der Therapeut oder die Therapeutin hat angesichts der Übertragungshypothese die Möglichkeit zur Therapieplanung und kann im Behandlungsprozess das Augenmerk darauf richten, wann sich das in der Übertragungshypothese Formulierte in der Behandlung zeigt. Die Übertragungshypothese ist auch dem Patienten oder der Patientin bekannt. Gemeinsam bereiten Therapeut:in und Patient:in sich darauf vor, was passieren wird, wenn sich die Übertragungshypothese in der therapeutischen Beziehung zeigt (z. B., dass Ängste und Aggression auftreten können, nachdem die Patientin offener eigene Gefühle anspricht, da sie Angst hat, dass die Therapeutin sie nun ablehnen wird).

Im Behandlungsverlauf geht es um den Einsatz der sogenannten *interpersonellen Diskriminationsübung*. In einer solchen wird die Aktualisierung von Beziehungserwartungen in der Therapiebeziehung erkannt und benannt. In einem mehrschrittigen Vorgang wird dann erstens exploriert, wie die frühere Bezugsperson in einer solchen Situation reagiert hätten, sowie zweitens, wie der Therapeut oder die Therapeutin gerade reagiert hat. Der Patient oder die Patientin wird dafür sensibilisiert, an welchen Informationen (Worten, Gestik, Mimik usw.) erkannt werden kann, dass der Therapeut oder die Therapeutin anders reagiert als die frühere Bezugsperson. Es wird analysiert, wie sich die Beziehungserwartung und die tatsächliche aktuelle Beziehungserfahrung unterscheiden und welche Schlussfolgerung dies für zukünftige Beziehungserwartungen haben kann.

Merke

In einer CBASP-Behandlung wird eine interpersonelle Diskriminationsübung durchgeführt: Dabei wird das Verhalten und die Erfahrung mit dem Therapeuten oder der Therapeutin in Kontrast dazu gesetzt, wie die Erwartungen eines Patienten oder einer Patientin vor dem Hintergrund seiner oder ihrer früheren Prägungen aussahen.

Die Besonderheit des Vorgehens in einer CBASP-Behandlung, insbesondere im Hinblick auf die Übertragungshypothese und die interpersonelle Diskriminationsübung, wird in Kapitel 6 im Rahmen des dort vorgestellten Fallbeispiels aufgezeigt.

4.3.3 Schematherapie

Die Schematherapie wurde von Jeffrey Young entwickelt (Young et al., 2008; siehe auch Roediger & Jacob, 2011). Sie hat ihren Namen aufgrund der Annahme, dass psychischen Störungen dysfunktionale kognitiv-emotionale Schemata zugrunde liegen, die aufgrund früherer Erfahrungen aktuelles Erleben und Verhalten steuern. Solche Schemata entwickeln sich vor dem Hintergrund des Umgangs mit kindlichen Bedürfnissen. Spezifischen kindlichen Bedürfnissen (z. B. Bindung, Akzeptanz und Versorgung; Autonomie; Spontaneität und Spiel) werden sogenannte *Schemadomänen* zugeordnet (für die Bindung etwa Abgetrenntheit und Ablehnung) sowie konkrete *Schemata* (für Abgetrenntheit und Ablehnung etwa Verlassenheit, Misstrauen oder Scham).

Mit den Schemata sind sogenannte *Schemamodi* verbunden. Diese können funktional sein (Modus des gesunden Erwachsenen) oder dysfunktional.

Folgende dysfunktionale Schemamodi lassen sich unterscheiden:
- dysfunktionale Kindmodi (Trauer, Angst, Hilflosigkeit, Wut),
- dysfunktionale Elternmodi (strafend oder fordernd),
- und dysfunktionale Bewältigungsmodi (sozusagen eine Überreaktion auf frühere Erfahrungen z. B. durch Vermeidung oder Überkompensation).

Es ist leicht ersichtlich, dass auch hier der grundsätzlichen Überlegung gefolgt wird, dass (insbesondere negative) Erfahrungen in frühen Beziehungen einen Einfluss darauf haben, welches Modell von Beziehung (und des Selbst) jemand innerlich zur Verfügung hat. Auch hier werden die Interaktionserfahrungen mit bedeutsamen anderen berücksichtigt und mögliche Übertragungsphänomene bzw. die daraus resultierenden Modi thematisiert. Dabei wird stärker betont, dass Menschen zwischen den verschiedenen Modi wechseln können, und in der Gegenwart zu unterschiedlichen Zeitpunkten bei unterschiedlichen Interaktionspartner:innen auch unterschiedliche Modi im Vordergrund stehen können. Die Therapie konzentriert sich entsprechend weniger darauf, die einzelne spezifische Übertragung vertieft zu untersuchen, sondern mehr darauf, den entsprechenden Modus in bestimmten Problemsituationen zu betrachten, die Bedürfnisse des Kindmodus verstärkt zu berücksichtigen und den Modus des gesunden Erwachsenen zu stärken.

4.4 Umgang mit möglichen Problemen in der Arbeit mit Übertragung und Gegenübertragung: Kritische Würdigung der Methode

Auch wenn die Arbeit mit Übertragung und Gegenübertragung zumindest im Hinblick auf Diagnostik und Indikationsstellung einer Operationalisierung zugänglich ist und sich für das klinische Handeln Entscheidungsregeln formulieren lassen, so beruht die Methode doch auf der Spezifität einzelner Behandlungen und Prozesse und zu einem wichtigen Maß auf subjektiven Einschätzungen der Therapeut:innen. Das bringt einige mögliche Probleme mit sich bzw. erfordert eine hohe ethische und behandlungstechnische Verantwortung und Sensibilität, damit das Vorgehen einem erfolgreichen Behandlungsverlauf und damit Patient:innen zugutekommt.

Mögliche Probleme werden in den folgenden Bereichen diskutiert:

- Differenzialindikation und Transparenz,
- Gefahr der Abhängigkeit und/oder Infantilisierung von Patient:innen,
- Verknüpfung mit anderen Therapiebausteinen und Bezug zu unterschiedlichen Veränderungstheorien,
- Differenzierbarkeit zwischen Eigenübertragung und Gegenübertragung.

Auf die wissenschaftliche Evidenz wird gesondert in Kapitel 5 eingegangen.

4.4.1 Differenzialindikation und Transparenz

Die Verantwortung für den Einsatz einer Arbeit mit Übertragung und Gegenübertragung beginnt, wie oben bereits erwähnt, mit der Indikationsstellung. Die Abwägung ist dabei weniger „gesichert" als bei der Prüfung der Indikation für andere, stärker an einer deskriptiven Symptomatik orientierte Methoden oder Techniken. Entscheidend ist die Einschätzung einer „Passung" zwischen Behandlungszielen und eingesetzter Methode, hier die Arbeit mit Übertragung und Gegenübertragung. Wo es hinsichtlich der Indikationsstellung für den Einsatz anderer Methoden eher um das Verhältnis zwischen Symptomatik und Methode geht, orientiert sich die Indikation für die Arbeit mit Übertragung und Gegenübertragung stärker am *Verhältnis zwischen Methode und Behandlungszielen.*

Das gibt Diagnostiker:innen bzw. Therapeut:innen mehr Entscheidungsspielraum. Dieser sollte verantwortlich genutzt werden, was bedeutet, die Methode nicht zu überschätzen und ihre Grenzen anzuerkennen. Ferner sollte die Entscheidung, einen gesonderten Blick darauf zur richten, wie sich verinnerlichte Beziehungsmuster in der Therapiebeziehung aktualisieren, konsensuell getroffen werden und auf der Basis einer ausreichenden Aufklärung des Patienten oder der Patientin über das Vorgehen und seine Ziele erfolgen. Eine solche *Transparenz* über das therapeutische Vorgehen hilft zudem dabei, die Gefahr einer therapeutischen Machtposition und einer damit korrespondierenden drohenden Abhängigkeit des Patienten bzw. der Patienten vom Therapeuten bzw. der Therapeutin einzudämmen.

Stärker noch als beim Einsatz anderer psychotherapeutischer Methoden und Techniken sollte eine *prozessorientierte Evaluierung* erfolgen, ob sich die Arbeit mit Übertragung und Gegenübertragung als nützlich erweist. Eine beziehungsdynamische Formulierung, wie in Kapitel 3.2.2 vorgestellt, und daraus abgeleitete Techniken sollten angepasst werden können.

Merke

Folgende Bereiche sind für den Einsatz einer Arbeit mit Übertragung und Gegenübertragung besonders wichtig und können negative Wirkungen verhindern: Passung zwischen Methode und Behandlungszielen, transparente Kommunikation über das Vorgehen sowie prozessbezogene Evaluierung des Nutzens.

4.4.2 Gefahr der Abhängigkeit bzw. Infantilisierung von Patient:innen

Die Arbeit mit Übertragung und Gegenübertragung sollte nicht dahingehend missverstanden werden, dass sie darin bestünde, dass Therapeut:innen aus einer übergeordneten Expert:innen-Position handeln, aus der heraus alles Erleben und Handeln von Patient:innen von diesen unverstanden hinter ihrem Rücken abliefe und von therapeutischer Seite erläutert werden müsste. Das würde ein gewisses Klischee psychodynamischer Behandlungen bedienen, nämlich dass das abwartende Zuhören, die Technik der Deutung unbewusster Aspekte des Erlebens und die Orientierung an Übertragung (der sich vonseiten der Gegenübertragung her genähert wird) eine ungute Hierarchie in der Therapiebeziehung herstelle und verfestige. Es droht dann eine gewisse iatrogene, von der Methode herstammende Rollenzuweisung in einen „mächtigen" und wissenden Therapeuten bzw. eine solche Therapeutin auf der einen, und einen abhängigen und infantilisierten Patienten bzw. eine solche Patientin auf der anderen Seite. Das ist eine Gefahr, die die Methode mit sich bringen kann, stellt aber eher eine Entgleisung dar.

Für die Arbeit mit Übertragung und Gegenübertragung ist es daher auch entscheidend, mit genügender therapeutischer Neugier an das heranzugehen, was sich in der Therapiebeziehung zeigt. Auch wenn eine Diagnostik und darin beispielsweise die beziehungsdynamische Formulierung das therapeutische Handeln leiten kann und sollte, ist zugleich eine *Haltung des Nicht-Wissens* einzunehmen, wie sie in vielen zeitgenössischen psychodynamischen Methoden zurecht gefordert wird. Damit ist gemeint, das Vorwissen und Behandlungsplanung dem nicht im Weg stehen sollten, die einzelne klinische Situation neu zu betrachten, bisheriges Wissen anzupassen oder zu revidieren.

Merke

Statt einer „Machtposition" sollten Therapeut:innen auch hinsichtlich der Arbeit mit Übertragung und Gegenübertragung eine Haltung des Nicht-Wissens einnehmen.

Das hilft zum einen Patient:innen, in ihrer eigenen Therapie in einer gestaltenden, aber begleiteten Rolle zu bleiben oder in diese hineinzufinden, und es bringt zum anderen die Stärken der übertragungsorientierten Arbeit zum Tragen, nämlich den individualisierten Blick auf den konkreten Fall, eine konkrete Stunde und den konkreten Behandlungsverlauf.

4.4.3 Verknüpfung mit anderen Therapiebausteinen und Bezug zu unterschiedlichen Veränderungstheorien

Die Arbeit mit Übertragung und Gegenübertragung entstammt der Psychoanalyse, sie ist im Hinblick auf die Richtlinienpsychotherapie ein zentraler Bestandteil der analytischen und der tiefenpsychologisch fundierten Psychotherapie. In diesem Sinn steht sie als Methode im Zusammenhang mit psychodynamischen Konzepten wie dynamisch Unbewusstes, Abwehr, Regression oder Objektrepräsentanz. Außerdem ist sie bezogen auf die Veränderungstheorie der Psychoanalyse: Sie zielt auf eine Förderung von Einsicht in unbewusste konflikthafte Bedeutungen und auf die korrigierende emotionale Erfahrung in der Behandlung.

Angesichts der Bedeutung für die Arbeit mit der therapeutischen Beziehung und dem Grundgedanken einer Aktualisierung verinnerlichter Beziehungsmuster spricht vieles dafür, die Arbeit mit Übertragung und Gegenübertragung auch außerhalb von in engerem Sinn psychodynamischen Therapien einzubeziehen. Allerdings ist das wesentlich mit zwei Fragen verbunden:

1. Wie lässt sich die Arbeit mit Übertragung und Gegenübertragung mit anderen Therapiebausteinen (aus anderen therapeutischen Richtungen) verknüpfen?
2. Wie lässt sich der Grundgedanke einer übertragungsbezogenen Arbeit, nämlich Einsichtsförderung und korrigierende emotionale Erfahrung, in den Kontext anderer Veränderungstheorien setzen, z. B. einer kognitiven Umstrukturierung?

Zum ersten Punkt ist zu sagen, dass es aus Sicht einer modernen und kompetenzorientierten Psychotherapie wünschenswert und sinnvoll ist, wirksame therapeutische Techniken und Methoden miteinander zu verknüpfen. Zuallererst sind damit Aufgaben für die Forschung verbunden: Zum einen hinsichtlich der Wirksamkeit und Wirkungsweise einer Arbeit mit Übertragung und Gegenübertragung für sich genommen, zum anderen hinsichtlich der Frage, ob sich therapeutische Wirkungen einzelner Techniken und Methoden addieren, wenn man sie miteinander verbindet.

Zum zweiten Punkt ist zu sagen, dass sich auch veränderungswirksame Aspekte anderer Verfahren bzw. verfahrensübergreifende Elemente (z. B. das Fördern positiver Erwartungen) vermutlich in ihrer Wirkung gerade einsichtsgetragen und im Rahmen einer haltgebenden, vertrauensvollen Therapiebeziehung als wirksam erweisen. Auch dies bleibt eine fortgesetzte Forschungsaufgabe hinsichtlich der Veränderungsmechanismen in der Psychotherapie.

4.4.4 Differenzierbarkeit zwischen Eigenübertragung und Gegenübertragung

Für die Arbeit mit Übertragung und Gegenübertragung kommt dem subjektiven Erleben des Therapeuten oder der Therapeutin ein wichtiger Stellenwert zu. Zwar geschieht es immer in Referenz zu Diagnostik und Anamnese-Erhebung, doch trotzdem gehen klinische Entscheidungsprozesse von der Reflexion dessen aus, was sich für den Therapeuten oder die Therapeutin angesichts der Interaktion mit einem Patienten oder einer Patientin im eigenen Erleben zeigt.

Die Unterscheidung zwischen Eigenübertragung und Gegenübertragung ist eine konzeptuelle, abstrakte. „Eigenübertragungsärger" beispielsweise ist kein qualitativ anderer als „Gegenübertragungsärger". Für jede klinische Situation und die sich darin zeigende Beziehungsdynamik ist also eine therapeutische Abstraktionsleistung erforderlich: Was an den erlebten Gefühlen, Fantasien oder Vorstellungen stammt aus der konkreten Interaktion mit dem Gegenüber (Patient:innen), was ist „privat" entstanden und hat seine Quellen in der eigenen Biografie, den eigenen Beziehungsmustern oder einem aktuellen Erlebnis im Umfeld der Stunde?

Therapeut:innen sollten sich darüber im Klaren sein, dass es sich im Blick auf Beziehungshaftes in der Therapie um eine bestimmte *Wahrnehmungseinstellung* handelt, nicht um eine objektivierbare Wahrheit. Wenn ein Patient äußert: „Ich mache oft die Erfahrung, dass andere mir nicht richtig zuhören", dann ist dieser Aussage nicht objektiv abzulesen, ob es sich um ein Übertragungsphänomen, eine zutreffende Beschreibung oder eine verzerrte interpersonelle Wahrnehmung handelt.

Dasselbe gilt, wenn eine Therapeutin in der Stunde spürt: „Davon, wie mein Patient über Frauen spricht, fühle ich mich provoziert." Auch dieser Empfindung ist nicht objektiv ablesbar, ob es sich um ein Gegenübertragungsgefühl handelt (also um die Antwort auf eine Übertragung), um eine persönliche Regung der Therapeutin, die mit eigenen Erfahrungen zu tun hat, oder um eine mehr oder minder personenunabhängige Reaktion auf eine unangemessene Äußerung.

Es geht also weniger darum, eine Wahrheit zu erfassen, sondern darum, ein klinisches Phänomen unter einer bestimmten Perspektive, in einer bestimmten Wahrnehmungseinstellung zu betrachten – auch die eigene emotionale Reaktion. Ein verantwortungsvoller und ethisch akzeptabler Umgang besteht dann darin, die eigene emotionale Reaktion als *Zugang* zum gemeinsam gestalteten Beziehungsgeschehen zu nehmen, nicht als eine für sich bereits feststehende Erkenntnis. Das zu übersehen kann eine Gefahr der Arbeit mit Übertragung und Gegenübertragung darstellen.

Merke

Beim Einbezug eigener Gedanken und Gefühle, die möglicherweise als Antwort auf Übertragungen eines Patienten oder einer Patientin verstanden werden können, handelt es sich um eine therapeutische Wahrnehmungseinstellung. Sie ist als eine Zugangsweise zum Beziehungsgeschehen in der Behandlung zu verstehen, nicht als feststehende objektive Erkenntnis, und kann Fehlern unterliegen.

4.5 Beendigung der Therapie

Die Beendigung von Psychotherapien ist ein Thema, dem nicht allzu oft Beachtung geschenkt wird. Insbesondere für die Arbeit mit Übertragung und Gegenübertragung ist es allerdings von großer Bedeutung, den Therapieprozess in einer Weise zu steuern: Ziel sollte es sein, einen guten Abschluss der Therapiebeziehung und eine gute Verabschiedung zu ermöglichen. Die Tatsache, dass eine ethische Verantwortung und ein Wahren von Rollenbeziehungen auch über das Therapieende hinaus bestehen bleiben, steht hier nicht im Fokus; stattdessen geht es um die Frage, wie die Arbeit mit Übertragung und Gegenübertragung „ausgeleitet" wird.

Die Aktualisierung bzw. Wiederholung verinnerlichter Beziehungsmuster in der therapeutischen Beziehung ist kein Selbstzweck, sondern dient den therapeutischen Möglichkeiten, aus negativen Erwartungen und aus der Wiederholung eingeengter Formen des Erlebens und Handelns andere Auswege nehmen zu können, weil emotionale Einsicht darin gewonnen wird, was sich wiederholt und warum es das tut. Dazu können Prozesse der Übertragung unterschiedlich stark vertieft und die Auswertung der Gegenübertragung unterschiedlich stark für den Therapieprozess und spezifische Interventionen genutzt werden. Damit geht eine therapeutische Verantwortung einher, die mit der Sicherung des therapeutischen Rahmens zu Beginn einer Behandlung beginnt und damit endet, dass ein Patient oder eine Patientin nicht „mitten" in der Aktualisierung verinnerlichter Muster verabschiedet wird.

Deshalb müssen Übertragungsprozesse gegen Ende einer Behandlung „ausgeleitet" werden. In erster Linie bedeutet das, sie nicht weiter zu vertiefen oder zu intensivieren. In der Regel heißt das, wieder mehr *an* statt *in* der Übertragung zu arbeiten und den Blick mehr auf „Außenbeziehungen" zu richten. Manchmal geht damit auch einher, dass Therapeut:innen sich persönlicher einbringen, etwa in einem Hinweis auf besonders eindrückliche Momente im Verlauf der Behandlung oder einer direkten Ermutigung (und damit Bewertung) zu weiteren Entwicklungsschritten eines Patienten oder einer Patientin. Eine solche „Lockerung" der Übertragung kann auch darin ihren Ausdruck finden, dass Sitzungen nicht mehr wöchentlich stattfinden und dass insgesamt mehr die progressiven Anteile des Patienten oder der Patientin adressiert oder verstärkt werden.

Merke

In der Beendigungsphase einer Psychotherapie werden Übertragungsprozesse dahingehend „ausgeleitet", dass mehr auf Außenbeziehungen geblickt wird und im Rahmen der therapeutischen Beziehung die reale Beziehung und die Arbeitsbeziehung stärker ins Zentrum rücken, damit eine Verabschiedung aus der Therapiebeziehung möglich wird.

5 Ergebnisse der Psychotherapieforschung

Hinsichtlich der konzeptuellen Validierung und der empirischen Evidenz im Hinblick auf die Arbeit mit Übertragung und Gegenübertragung steht die Psychotherapieforschung noch vor einigen ungelösten Aufgaben. Eine Hauptschwierigkeit besteht darin, dass sich das Konzept der Übertragung schwer operationalisieren lässt. Auch wenn es mittlerweile leichter fällt, zu einer konzeptuellen Arbeitsdefinition zu gelangen, und auch wenn die ZBKT-Methode oder die OPD-Beziehungsachse es erlauben, präziser und vergleichbar zu beschreiben, was in der Übertragung zu erwarten ist, treten Probleme insbesondere dann hinzu, wenn es um die Operationalisierung auf der Ebene der therapeutischen Intervention geht. Hier stellen sich zwei Fragen:

- Was gilt klinisch als Übertragung? Versteht man darunter nur die direkte Verbalisierung von Aspekten der therapeutischen Beziehung im Licht vergangener Beziehungen aufseiten des Patienten bzw. der Patientin? Oder werden auch solche Aspekte einbezogen, wo es nicht um ein Erleben im Sinne von „Das hier gerade ist so wie früher" geht?
- Was gilt als Übertragungs*deutung?* Auch das Konzept der Deutung ist nicht allzu gut operationalisiert. Betrifft es „nur" das Adressieren unbewusster Aspekte des Erlebens?

Im Umfeld der FEST-Studie (siehe unten) wurde die Transference Work Scale (TWS; Ulberg, Amlo & Høglend, 2014) entwickelt. Das Instrument dient dem Zweck, Übertragungsinterventionen zu identifizieren, sie zu kategorisieren und ihren Einfluss auf den Prozess einer einzelnen Stunde bzw. der Behandlung als Ganzes untersuchen zu können. Eine Deutung der Übertragung wird in der TWS handlungs- bzw. beobachtungsnah verstanden als eine „explizite Bezugnahme auf die fortlaufende Beziehung des Patienten zum Therapeuten" (Ulberg, Amlo, Critchfield et al., 2014, S. 258, Übers. v. Verf.). Die Autor:innen unterscheiden fünf Kategorien von auf die Übertragung bezogenen Interventionen (Ulberg, Amlo, Critchfield et al., 2014, S. 260; Übers. Übers. v. Verf.):

- Ansprechen des *Geschehens in der Beziehung* zwischen Patient:in und Therapeut:in,
- Ermutigung, den *Gedanken und Gefühlen der Therapie bzw. dem Therapeuten oder der Therapeutin gegenüber* nachzugehen,
- Ermutigung, darüber zu sprechen, *was der Patient oder die Patientin annimmt, wie der Therapeut oder die Therapeutin über ihn oder sie denkt,*

- *explizites Einbringen des Therapeuten oder der Therapeutin in dynamische Elemente* (Konflikte), direkte Übertragungen oder deren Andeutungen,
- Deutungen interpersonaler Muster (einschließlich genetischer Deutungen) und *Verbindung dieser Muster mit dem Geschehen zwischen Patient:in und Therapeut:in.*

Unterskalen der TWS beziehen sich auf Timing, Inhalte, Valenz (konfrontativ oder supportiv), und die Antwort der Patient:innen. Auf der Basis dieser Klassifikation können geschulte Rater:innen anhand von Stundenprotokollen das Vorkommen von Übertragungsdeutungen ermitteln.

Høglend und Gabbard (2012) stellen angesichts einer oft inkonsistenten Forschungslage die Frage, wann die Arbeit mit Übertragung und Gegenübertragung nützlich ist: Wann ist diese Art des Arbeitens hilfreich und wann nicht, wann ist sie schädigend? Sollte die Arbeit mit Übertragung und Gegenübertragung eher bei schwer oder gerade bei weniger schwer erkrankten Patient:innen eingesetzt werden? Im Folgenden werden Befunde (1) zum Einsatz von Übertragungsdeutungen (2) zum Nutzen der Gegenübertragung sowie (3) zur Wirksamkeit der Übertragungsfokussierten Therapie dargestellt.

5.1 Übertragungsdeutungen

Levy und Scala (2012) kommen zum Schluss, dass Übertragungsdeutungen dann mit einem positiven Therapieergebnis zusammenhängen, wenn einige Vorbedingungen erfüllt sind. Dazu gehören ein sicherer Rahmen und ein gefestigtes Arbeitsbündnis sowie die Qualität der Objektbeziehungen (wenngleich es hier widersprüchliche Ergebnisse gibt). Hinzu kommen schwerer greifbare Aspekte wie Akkuratheit, Timing und Dosis der Übertragungsdeutung.

Über lange Zeit wurde der Annahme gefolgt, dass bei schwerer kranken Patient:innen (mit Persönlichkeitsstörungen bzw. strukturellen Störungen) eher keine schwerpunktmäßige Arbeit unter Einsatz von Übertragungsdeutungen erfolgen sollte (ein Überblick findet sich bei Levy & Scala, 2012). Studien zeigen, dass Übertragungsdeutungen eine negative Wirkung auf Patient:innen haben, wenn sie ungenau sind (Crits-Christoph, Cooper & Luborsky, 1988; Piper et al., 1993), als vorwurfsvoll oder feindselig wahrgenommen werden (Henry & Strupp, 1994) oder in der Arbeit mit Patient:innen mit interpersonellen Problemen zu früh eingesetzt werden (Connolly et al., 1999; siehe auch Suszek et al., 2015).

Zunächst wurden viele Forschungsergebnisse vorgelegt, die darauf hindeuten, dass Übertragungsdeutungen bei Patient:innen mit einer mittleren bis hohen Qualität der Objektbeziehungen nützlich sind, bei Patient:innen mit einer geringen Qualität der Objektbeziehungen nicht. Mit einer „hohen Qualität von Objektbeziehungen" ist gemeint, dass jemand innerlich auf stabile Bilder von anderen zurückgreifen kann, die grundlegend Sicherheit geben können. Dass bei Patient:innen mit einer geringen Qualität von Objektbeziehungen Übertragungsdeutungen nicht nützlich seien, ließe sich darüber erklären, dass die Instabilität und in Zweifel gezogene Verlässlichkeit in den an andere Personen gerichteten Erwartungen auf Seite der Patient:innen dem im Wege steht, eine Übertragungsdeutung nutzen zu können. Das hat dazu geführt, dass manche Autor:innen (z. B. Bateman & Fonagy, 2007; Piper et al., 1991) dafür argumentieren, dass in der Arbeit mit Patient:innen mit Persönlichkeitsstörungen keine Übertragungsdeutungen eingesetzt werden sollten. Andere wie etwa Kernberg empfehlen, dass bei diesen Patient:innen insbesondere die negative Übertragung adressiert werden soll, aber nur, insofern Rahmen und Arbeitsbündnis stabil genug und die Übertragungsdeutung akkurat sei.

Merke

Die Frage der Wirksamkeit von Übertragungsdeutungen wird in der Regel bezogen auf die Qualität der Objektbeziehungen auf Seite der Patient:innen betrachtet.

Einen wichtigen Beitrag leisten auch die Befunde der Arbeitsgruppe um Høglend und Ulberg zur Übertragungsdeutung. Die Forschungsergebnisse im Umfeld der sogenannten FEST-Studie (First Experimental Study on Transference) deuten wiederum in Richtung anderer Ergebnisse. Hier zeigt sich, dass Übertragungsdeutungen insbesondere in der Arbeit mit Patient:innen mit schwerer Erkrankung und niedriger Qualität der Objektbeziehungen hilfreich sind. In der FEST-Studie (Høglend et al., 2006; Høglend et al., 2008) wurden 100 Patient:innen mit der Diagnose einer depressiven, Angst- oder Persönlichkeitsstörung psychodynamisch behandelt. In einem RCT-Design wurden in der Untersuchungsgruppe Übertragungsdeutungen eingesetzt, in der Kontrollgruppe nicht. Als Outcome-Maße wurden die Psychodynamic Functioning Scale (PFS; Høglend et al., 2000), IIP-C, SCL-90 und GAF eingesetzt sowie die Qualität der Objektbeziehungen (QOR; Azim et al., 1991; Piper & Duncan, 1999) erhoben. Messzeitpunkte waren vor Behandlungsbeginn, bei Behandlungsende, ein Jahr nach Behandlungsende sowie drei Jahre nach Behandlungsende. Die Studie ist insofern besonders beachtenswert, als es sich dabei um das erste und meines Wissens einzige RCT-Design zur Untersuchung der Wirksamkeit von Übertragungsdeutungen handelt (andere Studien zeigen eher einen allgemeinen korrelativen Zusammenhang zwischen beziehungsbezogenen Interventionen und positivem Outcome, haben aber nicht die Form einer Komponentenstudie).

In beiden Untersuchungsgruppen der FEST zeigten sich die Veränderungen durch die Behandlung als signifikant in der 3-Jahre-Follow-up-Untersuchung. Moderatorenanalysen zeigten, dass Patient:innen mit niedriger QOR sowie Patient:innen mit der Diagnose einer Persönlichkeitsstörung vom Einsatz von Übertragungsdeutungen stärker profitierten als andere Patient:innen-Gruppen (entgegen der zuvor häufig in der Literatur beschriebenen Annahme; Høglend et al., 2010). Johansson et al. (2010) konnten zeigen, dass die in der Therapie erreichte Einsicht sich als Effekt der Übertragungsdeutungen interpretieren lässt. Frauen (besonders mit beeinträchtigter sozialer Funktionsfähigkeit) profitieren gemäß den Ergebnissen der FEST stärker von Übertragungsdeutungen als Männer (Ulberg, Høglend et al., 2012). Die Ergebnisse von Høglend et al. (2011) zeigen ferner, dass Übertragungsdeutungen für Patient:innen mit niedriger QOR bei einer weniger starken therapeutischen Allianz wirksam waren, während Übertragungsdeutungen bei Patient:innen mit einem hohen Level an QOR und starker therapeutischer Allianz einen negativen Effekt auf das Outcome hatten (eine Zusammenfassung der Ergebnisse findet sich in Ulberg, Amlo, Critchfield et al., 2014). Der Befund deutet also darauf hin, dass bei eher „reifer“ strukturierten Patient:innen, zu denen eine tragfähige Arbeitsbeziehung besteht, eine Deutung der Übertragung weniger Wirkung zeigt – sodass hier unter Umständen stärker auf Außenbeziehungen und/oder das Selbsterleben geblickt werden sollte als auf die Übertragungselemente. Nissen-Lie et al. (2020) zeigen ferner, dass der Verzicht auf den Einsatz von Übertragungsdeutungen in der Arbeit mit Patient:innen mit der Diagnose einer Persönlichkeitsstörung dazu führen kann, dass Therapeut:innen sich inadäquat fühlen (gemessen mit der Feeling Word Checklist zur Erhebung der Gegenübertragung). Dies deutet darauf hin, dass für die Arbeit mit dieser Patient:innen-Gruppe die Übertragungsdeutung subjektiv als ein Merkmal kompetenten Vorgehens gelten könnte.

Die Ergebnisse der Studie FEST-IT zur Untersuchung der Effekte von Übertragungsdeutungen in der psychodynamischen Kurzzeittherapie mit Jugendlichen mit depressiver Störung zeigen ebenfalls den positiven Einfluss von Interventionen, die sich auf die Therapiebeziehung richten, auf das Outcome (Ulberg et al., 2021).

Sohtorik İlkmen und Halfon (2019) legen die Einzelfalluntersuchung einer Langzeitpsychoanalyse vor. Sie setzen die Transference Work Scale (TWS) in Verbindung mit linguistischen Untersuchungsinstrumenten und zeigen, dass Übertragungsdeutungen in dieser Behandlung einen positiven Einfluss auf die Einsicht und die Verwendung positiver Emotionsworte hatte sowie einen negativen Einfluss auf das Äußern von Wut und Traurigkeit. Dies wird dahingehend interpretiert, dass Arbeit in der Übertragung der Exploration negativer Gefühle dient, die dann weniger vermieden werden müssen, und dass sie zu „ausbalancierteren“ Repräsentanzen von Selbst und anderen führt.

Merke

Es liegen Hinweise darauf vor, dass Übertragungsdeutungen bei Patient:innen mit einer niedrigen Qualität der Objektbeziehungen mit positiven Therapieergebnissen im Zusammenhang stehen.

5.2 Einbezug der Gegenübertragung

Es liegen methodisch und inhaltlich sehr unterschiedliche Studien zur Rolle der Gegenübertragung vor (Kächele et al., 2015) und sowohl Selbsteinschätzungs- als auch Fremdeinschätzungsinstrumente zur Messung von Gegenübertragung haben ihre jeweiligen Nachteile (Colli & Ferri, 2015). Ein Bereich von Untersuchungen betrifft Arbeiten zum Umgang mit „Beziehungstests", etwa mit Bezug zur Control-Mastery-Theory (z. B. Andreas et al., 2019; Gazzillo et al., 2022).

Hinsichtlich der Arbeit mit der Gegenübertragung sind zwei Fragen besonders relevant:

- Welchen Einfluss haben unterschiedliche Formen von Gegenübertragung auf das Outcome?
- Welchen Einfluss hat das Gegenübertragungs*management* auf das Outcome?

Die erste Frage bezieht sich auf den *Einfluss bestimmter Gegenübertragungsreaktionen auf das Therapie-Outcome*. In einer Teilstudie von FEST untersuchen Dahl et al. (2017) 100 ambulante Behandlungen, indem sie die Qualität der Objektbeziehungen von Patient:innen mit den Ergebnissen der Feeling Word Checklist (FWC; vgl. Kapitel 3.2.4) in Verbindung setzen (sowie mit der Psychodynamic Functioning Scale [PFS] und GAF als Outcome-Maßen). Als Dimensionen der FWC wurden genutzt: „confident" (zuversichtlich), „inadequate" (inadäquat), „parental" (elterlich) und „disengaged" (unbeteiligt; Dahl et al., 2012). Im Ergebnis zeigt sich, dass die „unbeteiligten" Gefühle auf Therapeut:innen-Seite (verbunden mit den Worten „genervt", „ermüdet", „schläfrig", „gleichgültig", „distanziert") mit negativen Langzeit-Effekten der Übertragungsarbeit verbunden sind (Dahl et al., 2017; siehe auch Ulberg, Amlo, Hersoug et al., 2014), auch weil sich darin möglicherweise eine Verleugnung oder Vermeidung aversiver Gefühle zeigt, die bei einem emotional näheren Kontakt auftreten würden. Nun kann eingewendet werden, dass Gefühle von Genervtheit und Gleichgültigkeit auf Therapeut:innen-Seite leicht erkennbar und wenig überraschend einen negativen Effekt auf Therapieverläufe haben. Das Ergebnis der Studie ist allerdings derart zu interpretieren, dass sich ein Zusammenhang zwischen der Qualität der Objektbeziehungen (also der verinnerlichten Muster) auf Patient:innen-Seite, den negativen Gefühlen auf Therapeut:innen-Seite und dem Therapieverlauf bzw. -ergebnis zeigt. Ulberg, Amlo, Hersoug et al. (2014) erklären den Teilbefund, dass Therapeut:innen, die in der Arbeit mit Patient:innen mit einer niedrigen Qualität von Objektbeziehungen „unbeteiligte" Gegenübertragungsgefühle spürten, in ihrem Einsatz von Übertragungsdeutungen weniger wirksam waren, über eine Tendenz dieser Therapeut:innen, in ihren Deutungen zu konfrontativ vorzugehen. Das wiederum lässt sich dahingehend interpretieren, dass weniger die Art der Gegenübertragung als vielmehr das „Management" der Gegenübertagung einen entscheidenden Einfluss darauf haben könnte, ob Übertragungsdeutungen sich positiv auf Therapieverlauf und -ergebnis auswirken.

Merke

Es gibt Hinweise darauf, dass die Wirksamkeit von Übertragungsdeutungen bei manchen Patient:innen abgeschwächt wird, wenn Therapeut:innen sich in der Gegenübertragung distanziert erleben und darauf aufbauend (zu) konfrontativ vorgehen.

Auf etwas Vergleichbares weisen auch die Ergebnisse der Studie von Tishby und Wiseman (2022) hin, in der fünf Formen der Gegenübertragung (vgl. Kapitel 2.6) unterschieden werden. Diese Typologie wird von den Autoren mit Berichten von Therapeut:innen über Brüche in der Arbeitsbeziehung in Verbindung gebracht (vgl. Kapitel 2.4). In der Untersuchung von 67 Behandlungen, zu denen aus Interviews mit den Behandelnden die zentralen Beziehungskonfliktthemen erhoben wurden, zeigen sie, dass negative Gegenübertragungsmuster häufiger mit Brüchen und weniger deren Auflösung verbunden sind. Positive Gegenübertragungsmuster korrelieren dann mit einer Auflösung von Brüchen, wenn Therapeut:innen eigene positive Muster mit Elternfiguren wiederholten und wenn sie versuchten, negative Muster mit Elternfiguren in der Arbeit mit Patient:innen zu reparieren. Im Wesentlichen zeigt sich daher die große Bedeutung der möglichen Gegenübertragungsreflexion auf Therapeut:innen-Seite, um mit Brüchen in der Arbeitsbeziehung gut umgehen zu können.

Das gelingende *Management der Gegenübertragung* erweist sich insgesamt als Bestandteil effektiver Psychotherapie (eine Metaanalyse liefern Hayes et al., 2018; ein Überblick findet sich auch bei Hayes et al., 2019; Fatter & Hayes, 2013). Dabei zeigt eine umgekehrte Beziehung zwischen Gegenübertragungsreaktionen und Outcome, dass das Management der Gegenübertragung die Gegenübertragungsreaktionen abschwächt und dass erfolgreiches Gegenübertragungsmanagement mit positivem Outcome verbunden ist (Hayes et al., 2018). Es kann also gesagt werden, dass es das erfolgreiche Gegenübertragungsmanagement ist, das den potenziellen negativen Einfluss von Gegenübertragungsreaktionen auf das Therapieergebnis mindert und stattdessen selbst einen positiven Einfluss hat. Das kann dahingehend interpretiert werden, dass es nicht die negative Gegenübertragung an sich ist, die sich negativ auswirkt (und vermieden werden müsste), sondern die nicht erkannte bzw. nicht reflektierte (und somit nicht „gemanagte") Gegenübertragung.

Neben deren Reflexion kann ein „Management" der Gegenübertragung auch mit der Ebene der geeigneten daraus abgeleiteten Intervention verbunden sein. Auch in der Untersuchung von Nissen-Lie et al. (2020), in der ebenfalls auf die Daten der FEST zurückgegriffen wird, ergibt sich der Befund, dass die Schwere der Persönlichkeitsstörung dazu führt, dass Therapeut:innen sich allgemein häufiger unzureichend fühlen. In den Untersuchungen dieser Arbeitsgruppe kann ferner gezeigt werden, dass dieses Gegenübertragungsgefühl bei Behandlungen von Persönlichkeitsstörungen dann stark auftritt, wenn keine Übertragungsdeutungen eingesetzt werden. Die Arbeit mit der Übertragung kann also dazu beitragen, das Risiko zu mindern, dass negative Gegenübertragungsgefühle (in der Arbeit mit Patient:innen mit Persönlichkeitsstörung) zu negativen Ergebnissen führen. Beide Studien legen also nahe, dass der Einbezug der Gegenübertragung in eine Behandlung nur dann sinnvoll ist (und dann aber auch nötig ist), wenn auch Übertragungsdeutungen eingesetzt werden, das heißt, wenn das Therapeut:innen-Erleben auf der Ebene der Intervention auf die Aktualisierung eines verinnerlichten Beziehungsmusters auf Patient:innen-Seite bezogen ist.

Schließlich liegen noch eine Reihe von Ergebnissen zur Art der Gegenübertragung in der Behandlung von Jugendlichen bzw. Adoleszenten vor (Tishby & Vered, 2011; Ulberg et al., 2013). Jones et al. (2020) untersuchen in einer qualitativen Studie das Gegenübertragungserleben von Therapeut:innen bei der Behandlung depressiver adoleszenter Patient:innen. Auch hier wird u.a. gezeigt, dass Behandlungen auf therapeutischer Seite dann als eine größere Herausforderung erlebt werden, wenn keine Übertragungsdeutungen eingesetzt werden, d.h., wenn Therapeut:innen „nur" zu spüren kriegen, welche Affekte sich in der Beziehungsgestaltung zeigen, ohne dass dies Bestandteil der Interventionen wird.

Merke

Das Management von Gegenübertragungsreaktionen kann aus einem möglichen Risikofaktor für erfolgreiche Therapien einen potenziell förderlichen Einflussfaktor machen.

5.3 Evidenz zur Übertragungsfokussierten Psychotherapie

Die Übertragungsfokussierte Psychotherapie (Transference-focused Psychotherapy [TFP]; Yeomans et al., 2017; ein Überblick findet sich auch bei Doering, 2016) wird im Cochrane Review zur ambulanten Einzel-Psychotherapie für Patient:innen mit einer Borderline-Störung – bezogen auf die Schwere der Borderline-Symptomatik – als wirksam eingestuft (Storebø et al., 2020). Sie gilt als eine der störungsspezifischen psychotherapeutischen Behandlungen einer Borderline-Persönlichkeitsstörung, deren Anwendung empfohlen wird (siehe auch DGPPN, 2022; wenngleich die Evidenz für Mentalisierungsbasierte Therapie [MBT] und Dialektisch-Behaviorale Therapie [DBT] klarer ausfällt).

In drei randomisiert-kontrollierten Studien (Giesen-Bloo et al., 2006; Clarkin et al., 2007; Doering et al., 2010) konnte die Wirksamkeit belegt werden (für einen

Vergleich der TFP mit Schematherapie siehe außerdem Arntz et al., 2015[1], und für einen Vergleich der TFP mit der Dialektisch-Behavioralen Therapie siehe Tsirides, Iliopoulou & Louka, 2021). Doering (2016, S. 75) weist zudem darauf hin, dass die TFP sich möglicherweise insbesondere zur Verbesserung der Persönlichkeitsorganisation im Rahmen einer Borderline-Persönlichkeitsstörung eignet (neben einer Verbesserung der Mentalisierungsfähigkeit und Bindungsrepräsentation; Diamond et al., 2023).

Nach meinem Kenntnisstand liegen keine randomisiert-kontrollierten Studien zu gesonderten Veränderungsmechanismen, namentlich der Deutung oder dem Durcharbeiten der negativen Übertragung und/oder dem Nutzen einer Gegenübertragungsreflexion vor – was in der Tat eine große, womöglich kaum bewältigbare Herausforderung darstellt, denn wie sollte das Design einer Komponentenstudie aussehen, in dem eine TFP mal mit und mal ohne Übertragungsdeutungen durchgeführt würde?

Levy et al. (2006) diskutieren auf der Ebene des TFP-Behandlungsmanuals die Veränderungsmechanismen und kommen zu dem Schluss, dass Veränderungsmechanismen auf Seite der Patient:innen die Integration der gespaltenen Selbst- und Objektrepräsentanzen sowie auf der Ebene der therapeutischen Interventionen die strukturierte Durchführung der Behandlung sowie den Einsatz von Klarifikation, Konfrontation und Deutung der Übertragung im Hier und Jetzt der therapeutischen Beziehung umfassen. Hinzu treten laut den Autoren ferner: Der Therapievertrag, die Integration von Repräsentanzen und die Verbesserung der Mentalisierungsfähigkeit und der Affektregulierung als Komponenten bzw. Mechanismen, die sich positiv auf die Symptomatik der Borderline-Persönlichkeitsstörung auswirken.

---

1 In dieser Studie, die in Teilen auf dieselben Daten zurückgreift wie eine Vorgängerstudie (Giesen-Bloo et al., 2006) erweist sich die Schematherapie der TFP im Hinblick auf eine geringere Zahl von Dropouts überlegen. Wie Yeomans (2007) aber herausstellt, wird die Gruppe der TFP-Therapeut:innen in der betreffenden Studie nicht von in dieser Methode qualifizierten Therapeut:innen gebildet, sondern „nur“ von in der Arbeit mit der Patient:innen-Gruppe erfahrenen psychodynamischen Therapeut:innen.

6 Anwendungsbeispiel

Das folgende Anwendungsbeispiel einer Psychotherapie, in der die Arbeit mit Übertragung und Gegenübertragung im Zentrum steht, ist ein fiktives Beispiel, stellt aber eine Art Kondensat psychotherapeutischer Erfahrung dar, und soll dem Ziel dienen, das bisher Dargestellte anschaulich zu machen. Im Beispiel wird davon ausgegangen, dass die Behandlung als tiefenpsychologisch fundierte Kurzzeittherapie beginnt und dann in eine analytische Langzeittherapie umgewandelt wird. Dies bietet die Möglichkeit, auf unterschiedliche Arten des Einbezugs von Übertragung und Gegenübertragung einzugehen. Dabei geht es jedoch weniger um eine Darstellung der beiden analytisch begründeten Verfahren der Richtlinienpsychotherapie an sich oder um deren Vergleich (siehe dazu Storck & Taubner, 2024). Die Anpassung des behandlungstechnischen Vorgehens an andere, nicht psychodynamische Verfahren und die Kombination mit anderen Methoden und Techniken bleibt eine offene Aufgabe: In Kapitel 6.7 wird versucht, anhand desselben Falls aufzuzeigen, wie sich eine CBASP-Behandlung darstellen würde.

6.1 Vorstellungsanlass und Symptomatik

Die 32-jährige Frau Bergner[2] stellt sich zum psychotherapeutischen Erstgespräch in einer ambulanten Praxis vor. Sie berichtet ihrer Therapeutin (54 Jahre alt) davon, „schon immer" ein schwermütiger Mensch gewesen zu sein, aber während der vergangenen zwei bis drei Monate habe es sie „mal wieder besonders heftig erwischt": Sie fühle sich nur noch schlecht und empfinde keine Freude mehr an irgendwas, nicht einmal mehr am Handballspielen, das sie eigentlich immer gern gemacht habe. Sie sei seit fast einem Jahr nicht mehr beim Training gewesen und deshalb schon aus der Mannschaft rausgeflogen. Es falle ihr schwer, morgens aus dem Bett zu kommen und sich zu irgendetwas zu motivieren. Zuletzt habe sie sich zweimal in drei Monaten für eine Woche krankmelden müssen, weil „es einfach nicht mehr ging". Sie sei ausgebildete Sozialpädagogin und arbeite in der aufsuchenden Jugendhilfe. Sie könne abends nur schwer einschlafen, weil sie „über alles Mögliche" nachgrübeln müsse, morgens sei sie dann völlig übermüdet. Aber auch an den Wochenenden, wenn sie mehr Schlaf finde, werde sie „den ganzen Tag nicht so richtig wach".

2 Name wurde frei erfunden.

Die schlechte Phase zurzeit habe begonnen, nachdem ihre Partnerschaft zu Ende gegangen sei. Frau Bergner könne gar nicht so richtig sagen, ob sie mit ihrem Partner Schluss gemacht habe oder umgekehrt. Auf jeden Fall sei sie unzufrieden gewesen. Sie seien seit vier Jahren ein Paar gewesen, aber sie habe das Gefühl gehabt, ihr Partner habe das Interesse an ihr verloren und habe kein Interesse daran gehabt, „den nächsten Schritt" gemeinsam zu gehen und die Beziehung weiterzuentwickeln, z. B. in Richtung einer gemeinsamen Wohnung. Ob sie schon Kinder haben wolle, wisse sie nicht so genau, sie denke nicht, dass sie eine gute Mutter sein könne. Die Trennung fühle sich für sie schmerzhaft an, auch wenn sie keine Hoffnung gehabt habe, dass die Partnerschaft sich nochmal verbessern würde.

Die Therapeutin erlebt Frau Bergner als offen und motiviert. Frau Bergner berichtet in einer flüssigen, introspektiven Weise von ihrem Erleben und ihren Belastungen, wirkt dabei allerdings etwas „jammernd" und gelangt immer wieder an Punkte von Selbstanklage und Erwartungen, dass es schlecht bleiben wird. In emotionaler Antwort darauf erlebt die Therapeutin ein Gefühl von Genervtheit von der demonstrativen Hoffnungslosigkeit und Passivität ihres Gegenübers, sie verspürt den Impuls, Frau Bergner „einmal kräftig durchzuschütteln", hört aber weiter zu und exploriert aktuelle Belastungen, Krankheitsgeschichte und Symptomatik.

Reflexion

Überprüfen Sie Ihre eigene emotionale Reaktion, wenn Sie sich vorstellen, Frau Bergner gegenüberzusitzen und ihren Bericht zuzuhören.

Dabei zeigt sich, dass Frau Bergner an mehreren Phasen von Stimmungseinbrüchen, Interessenlosigkeit und Freudlosigkeit gelitten hat, jeweils in biografischen Schwellensituationen (Auszug aus dem Elternhaus, Beendigung des Studiums). Außerdem scheint es in ihrem Leben seit dem jungen Erwachsenenalter kaum Phasen gegeben zu haben, in denen sie sich belastungsfrei erlebt hat: Grübeleien und negative Erwartungen an die Zukunft sowie die Frage nach eigenen Gestaltungsmöglichkeiten sind kontinuierlicher Bestandteil ihres Lebens. Phasen lebensmüder Gedanken habe es allerdings nicht gegeben, auch für die augenblickliche Lage verneint Frau Bergner das auf Nachfrage deutlich und glaubhaft. Sie habe zuvor noch keine psychotherapeutische Hilfe gesucht; ihre Krisenzeiten hat sie, so der Eindruck der Therapeutin, durch ein starkes Leistungsmotiv durchstanden („Ich habe es immer geschafft, mich zusammenzureißen. Jetzt geht das irgendwie nicht mehr ...").

Zur Therapeutin nimmt sie im Erstgespräch freundlich und hilfesuchend Kontakt auf, bleibt dabei tendenziell unterwürfig-anklammernd. Frau Bergner berichtet von ihren Belastungen, stoppt dann ihren Bericht und blickt die Therapeutin erwartungsvoll an. Die Therapeutin benennt dies:

Beispiel: Szene benennen

Frau B.: ... und das sind dann immer so Momente, wo ich das Gefühl habe, schon allein zum Einkaufen zu gehen, das ist wie eine steile Bergwanderung, für die meine Kräfte nicht ausreichen. Und ich meine, das kann ja nicht sein. Ich kann ja jetzt nicht ewig so weiter herumkriechen. Aber ich weiß nicht, wie ich wieder zu Kräften kommen kann. *(macht eine Pause)*

Th.: Jetzt haben Sie eine Pause gemacht und blicken mich so erwartungsvoll an. Vielleicht haben Sie ja auch genug davon, sich immer wieder so anstrengen zu müssen. Allein.

Frau B.: Ja, das glaube ich schon. Natürlich hoffe ich, dass Sie mir helfen können. Es wäre schön, damit nicht alleine dazustehen. Aber ich weiß natürlich, dass es an mir liegt, ob es besser wird oder nicht.

Die Therapeutin macht sich zu diesem Dialog eine innerliche „Notiz“: Sie erlebt Frau Bergner als enttäuscht darüber, „Einzelkämpferin“ zu sein, hat aber auch den Eindruck einer Ambivalenz aufseiten der Patientin in Bezug darauf, wie es ist, sich an jemanden zu wenden: Muss man sich dazu besonders klein machen? Verträgt sich eine selbstbewusste Gestaltung mit den Wünschen an andere? Welche Rolle spielt die Selbstwirksamkeitserwartung? Kann Frau Bergner denn selbst dafür sorgen, dass es besser wird?

Reflexion

Würde es Ihnen ähnlich gehen? Welche Vorstellungen treten bei Ihnen auf, wenn Sie an die „Anstrengungen“ einer „Einzelkämpferin“ denken, die Ihnen gegenübersitzt?

6.2 Biografie

Während der probatorischen Sitzungen sowie in einem gesonderten Anamnesegespräch berichtet Frau Bergner aus ihrer Biografie. Sie sei als deren erstes Kind mit den Eltern aufgewachsen, die Mutter (+29) sei Lehrerin, der Vater (+30) Anwalt.

Die Beziehung zur Mutter beschreibt Frau Bergner als „okay“, es entsteht der Eindruck, dass die Mutter zumindest äußerlich versorgend präsent gewesen ist, als emotionale Anlaufstelle für die Tochter aber nur eingeschränkt erreichbar gewesen ist. Als die Patientin vier Jahre alt gewesen sei, sei ihre jüngere Schwester geboren worden, ab da habe sie die Mutter „teilen müssen“ bzw. ihre Bedürfnisse zugunsten des Babys zurückstellen müssen. Auch später habe sie das Gefühl gehabt, ihre Schwester sei das Lieblingskind der Mutter.

Der Vater habe unter der Woche viel und oft bis spät abends gearbeitet. Die Patientin habe sich auf gemeinsame Wochenenden immer sehr gefreut, oft sei der Vater dann aber erschöpft gewesen oder habe sich mit seinen Hobbys beschäftigt (Engagement im Sportverein). Mit der Schwester habe sich Frau Bergner eigentlich ganz gut verstanden, aber sie sei „furchtbar neidisch" auf die Nähe gewesen, die die Schwester zur Mutter habe. Das habe ihr Verhältnis belastet, sodass sie sich auch mit Sorgen oder dem Gefühl, allein zu sein, nicht an die Schwester gewandt habe.

Die Großmutter väterlicherseits sei wichtig für sie gewesen, die habe ihr oft Geschichten vorgelesen oder sie und die Schwester mal nachmittags zu einem Ausflug abgeholt, wenn die Mutter länger habe arbeiten müssen.

Frau Bergner habe gute bis sehr gute schulische Leistungen hingelegt, es sei ihr leicht gefallen. In der Klassengemeinschaft oder mit Freunden sei sie gut integriert gewesen, wenngleich sie „immer so eine gewesen [sei], die halt so mit dabei ist, wenn die Coolen sich treffen". Sie habe ab der frühen Jugend Handball gespielt und sich dort mit viel Anstrengung und Disziplin für Auswahlmannschaften empfohlen. Ein besonderer Moment sei gewesen, als einmal bei einem wichtigen Turnier beide Eltern auf der Tribüne gesessen und sie angefeuert hätten.

Sie habe erst spät ihren ersten Freund gehabt, einen Jungen aus ihrer Klasse, mit dem sei sie für zwei Jahre zusammen gewesen, seit sie 17 Jahre alt gewesen war. Sie hätten sich getrennt, als „alle nach dem Abi in irgendwelche anderen Städte gezogen sind". Danach sei es Frau Bergner schlecht gegangen, sie habe sich mit allem überfordert gefühlt und stark an sich gezweifelt. Sie habe in ihrer ersten eigenen Wohnung am Studienort gesessen und „tagelang die Wand angestarrt". Sie habe ein Studium der Sozialpädagogik aufgenommen und nur schwer Kontakt zu anderen gefunden. Sie habe sich gesagt: „Mit Rumjammern schaffst du es jetzt nicht", und sich ins Studium gestürzt. Als sie das erste Semester erstmal geschafft habe, mit sehr guten Studienleistungen, sei es „wieder bergauf gegangen".

Reflexion

Wie erklären Sie sich den Zeitpunkt dieser ersten Krise und den kompensatorischen Umgang der Patientin damit im Hinblick auf mögliche Beziehungsmuster?

Sie habe das Studium abgeschlossen und arbeite seitdem in verschiedenen Einrichtungen der Jugendhilfe. Den Übergang vom Studium in die erste Arbeitsstelle beschreibt Frau Bergner als erneut krisenhaft. Es sei ihr schwer gefallen, sich an die neuen Bedingungen im Alltag zu gewöhnen, und sie habe sich damit überfordert gefühlt, sich auf die neuen Kolleg:innen einzustellen sowie mit immer wieder neuen zu betreuenden Jugendlichen und Familien sowie unterschiedlichen Situationen konfrontiert zu sein. Erst als infrage gestanden habe, ob sie nach der Probezeit übernommen würde, habe sie sich „zusammengerissen". Vor ca. vier Jahren habe sie eine Partnerschaft mit einem Arbeitskollegen aufgenommen, die Trennung von ihm bringt sie mit der aktuellen Krise in Zusammenhang.

Heutzutage sei der Kontakt zu den Eltern nur sporadisch, sie leben etwa 300 Kilometer entfernt und Frau Bergner sehe sie eigentlich nur zu Feiertagen.

In der Art und Weise, wie Frau Bergner über ihre Biografie berichtet, fällt der Therapeutin ein eher distanzierter Ton auf. Die Patientin beschreibt zwar, dass die Mutter sich mehr um die Schwester als um sie gekümmert habe oder dass der ersehnte Vater am Wochenende dann doch nicht so zur Verfügung stand, wie es sich die Patientin als Kind gewünscht hat, zugleich erscheint dieser Berichte wie „gereinigt" von Gefühlen: Sowohl die Wünsche der Patientin als auch Traurigkeit, Enttäuschung oder Wut werden weder benannt noch spürbar. Der Therapeutin kommt es so vor, als hätte die Patientin es sich „abgewöhnt", Erwartungen an andere zu richten.

Reflexion

Teilen Sie diesen Eindruck, wenn Sie die Darstellung lesen und sich den Sprachstil der Patientin vorstellen?

Auch die Erwartungen an die Behandlung erscheinen zumindest ambivalent: Frau Bergner spricht zwar darüber, dass sie hoffe, dass die Therapie ihr helfe (und setzt einen Therapiewunsch ja auch darin in Szene, dass sie die Behandlung aufsucht und die probatorischen Termine gewissenhaft wahrnimmt), andererseits taucht immer wieder die Vorstellung auf, sich selbst zu helfen, indem sie sich „zusammenreißt" und wieder besser „funktioniert".

Beide Figuren („Reinigung" der Berichte von – negativen – Gefühlen und Erwartungen; Heilung durch selbstgewählte Anstrengung und Leistung) sind mit Selbstanklagen oder Schuldgefühlen verbunden: Frau Bergner berichtet in vielen Szenen von Zweifeln, ob es an etwas gelegen habe, das sie falsch oder nicht gemacht habe. Wenn sie von der Mutter Aufmerksamkeit eingefordert habe, habe sie sich selbst Vorwürfe gemacht, dass doch die kleine Schwester die Mutter nötiger gehabt habe, und sie selbst „die Große und Vernünftige" hätte sein müssen.

Die Therapeutin bemerkt an sich, dass sie innerlich ärgerlich darauf reagiert, wenn Frau Bergner sich als jemand präsentiert, die nichts Gutes verdient hat, für das sie sich nicht maximal anstrengt. Sie merkt aber auch, dass sie sich von Frau Bergner distanziert und denkt: „Na, was will sie denn dann hier? Sie weiß doch, dass es vorbeigeht, wenn sie aufhört, so zu jammern!" Das versteht die Therapeutin als Gegenübertragungsreaktion, denn sie kennt es sonst von sich nicht, eine derart harte und abweisende Haltung Patient:innen gegenüber einzunehmen.

Reflexion

Beachten Sie ungewohnte Reaktionen an sich, die zur therapeutischen Rolle oder dem Wissen, das Sie über depressive Störungen haben, nicht so recht zu passen scheinen.

6.3 Diagnostik: Beziehungsdynamische Formulierung

Testdiagnostisch bestätigt sich der Eindruck einer depressiven Problematik und als Behandlungsdiagnosen werden eine Dysthymie und eine rezidivierende depressive Störung mit einer gegenwärtig mittelgradigen Episode bestimmt. Ein OPD-Interview mit Frau Bergner ergibt folgende zusätzliche diagnostische Einschätzungen:

Achse I: Krankheitserleben und Behandlungsvoraussetzungen. Die Erstmanifestation der Krankheit kann auf das Alter von ca. 19 Jahren datiert werden (erste depressive Episode), ferner erscheinen die Kriterien für eine weitere depressive Episode im Alter von ca. 24 Jahren erfüllt. Milde depressive Symptome im Sinne einer Grübelneigung, reduzierter Reagibilität der Stimmung, Selbstzweifel begleiten die Patientin seit dem Jugendalter. Die Patientin ist aktuell seit ca. vier Monaten in ihrer Lebensführung durch die verstärkte Symptomatik deutlich eingeschränkt. Sie vermittelt ein intrapsychisch und sozial orientiertes Krankheitskonzept, wohingegen somatische oder externale Krankheitskonzepte keine wesentliche Rolle spielen. Ihr Veränderungskonzept ist entsprechend psychotherapeutisch orientiert. Als Veränderungsressourcen imponieren der hohe Leidensdruck, die Offenheit und Introspektionsfähigkeit der Patientin, während als mögliche (innere) Veränderungshemmnisse das Leistungsmotiv und die starke Orientierung an Erwartungen und „Vernunftdenken" zu beachten sind. Neben der Symptomreduktion sind Reflexion und Klärung sowie emotionale Unterstützung zentrale Behandlungsziele.

Achse II: Beziehungserleben. Die Patientin erlebt sich selbst immer wieder in einer entwertenden Weise und gibt sich selbst übermäßig die Schuld. Sie erlebt andere immer wieder so, dass diese ihr keinerlei Zuneigung zeigen, sie nicht anleiten und sich aus dem Kontakt zu ihr zurückziehen. Andere erleben die Patientin als übertrieben harmonisierend, sich unterordnend und bedürfnislos. Andere erleben sich selbst der Patientin gegenüber immer wieder so, dass sie sie einfach machen lassen, ihr aber zugleich ärgerlich und übermäßig kritisierend begegnen (vgl. Abbildung 5).

Als *beziehungsdynamische Formulierung* folgt aus diesen vorrangigen Beziehungsthemen: Die Patientin zeigt sich anderen so, dass sie keine eigenen Bedürfnisse hat, sodass andere sie einfach machen lassen. Das erlebt die Patientin als eine Zurückweisung und verarbeitet dies über Selbstanklagen und -abwertungen (die manchmal von anderen ärgerlich aufgenommen werden). Daher meint sie, sich mit ihren Bedürfnissen umso weniger an andere wenden zu können.

Achse III: Konflikt. Als Hauptkonflikt wird ein Versorgungs-Autarkie-Konflikt im aktiven Modus bestimmt: Frau Bergner löst problematische Themen in diesem

Perspektive A: Das Erleben des/der Patient:in	
Wie der/die Patient:in sich selbst erlebt ... • Sich zur Geltung bringen (–): sich selbst entwerten/hassen • Schuld anerkennen (+): sich meist die alleinige Schuld geben • Sich auf Zuneigung einlassen (–): sich wenig auf Zuneigung einlassen	**Wie der/die Patient:in andere erlebt ...** • Zuneigung zeigen (–): keinerlei Zuneigung zeigen • Kontakt zulassen (–): Kontakt völlig abweisen, sich zurückziehen • Andere anleiten (–): überhaupt nicht anleiten, Einflussnahme vermeiden
Perspektive B: Das Erleben der anderen (auch des/der Untersucher:in)	
Wie andere den/die Patient:in erleben ... • Aggression zeigen (–): übertrieben harmonisieren, Konflikte ausblenden • Sich einordnen (+): sich völlig aufgeben, unterordnen • Sich anlehnen (–): ganz unbedürftig scheinen, keine Hilfe beanspruchen	**Wie andere sich gegenüber dem/der Patient:in erleben ...** • Freiraum lassen (+): einfach machen lassen • Aggression zeigen (+): ärgerlich begegnen • Andere anerkennen (–): sehr kritisieren, infrage stellen

Abbildung 5: Leitende Themen des Beziehungserlebens bei Frau Bergner

Bereich, indem sie sich unabhängig von der Versorgung durch andere macht, viel leistet und ihre Bedürfnisse bei sich behält. Als Nebenkonflikt erscheint ein Selbstwertkonflikt im passiven Modus: Frau Bergner „landet" in Konfliktsituationen immer wieder dabei, ihren eigenen Wert infrage zu stellen.

Achse IV: Struktur. Das Strukturniveau von Frau Bergner kann als mäßig integriert eingeschätzt werden. Sie kann auf manche psychischen Fähigkeiten gut zurückgreifen, Einschränkungen liegen in den folgenden Bereichen vor: Selbstwertregulierung, emotionale Kontaktaufnahme, lustvolles Erleben. Die Abwehr ist überwiegend auf die Lebens- und Erlebensmöglichkeiten gerichtet, im Zentrum stehen als Mechanismen Verdrängung, Rationalisierung und Wendung gegen das Selbst, insgesamt also eher als reif geltende Abwehrmechanismen.

Achse V: Diagnosen nach ICD. Dysthymie, rezidivierende depressive Störung, gegenwärtig mittelgradige Episode.

6.4 Indikationsstellung für eine Arbeit mit Übertragung und Gegenübertragung

Frau Bergner scheint für einen Einbezug von Übertragung und Gegenübertragung motiviert zu sein. Als sie in einer der probatorischen Sitzungen davon spricht, dass sie bisher immer am besten damit gefahren sei, auf sich selbst zu vertrauen und sich selbst zu helfen, spricht die Therapeutin dies an:

Beispiel: Indikationsstellung für Arbeit mit Übertragung und Gegenübertragung

Th.: Was könnte das denn dafür bedeuten, dass wir hier in Ihrer Therapie zusammenarbeiten?

Frau B.: *(stockt kurz)* Ähm, na, so meinte ich das jetzt gar nicht. Ich meine, na klar, ich brauche schon Ihre Hilfe, alleine komme ich nicht weiter.

Th.: Vielleicht ist es ja gar nicht so einfach für Sie, dass Sie auf meine Hilfe angewiesen sind. Sie haben die Erfahrung gemacht, dass es nicht so klar ist, ob jemand dann auch wirklich für Sie da ist, wenn Sie sich darauf verlassen.

Frau B.: Das stimmt. Ja, ein spannender Gedanke – ich kenne das Gefühl ganz gut. Und klar ist es dann einfacher, wenn ich das mache, was ich auch selbst in der Hand habe ...

Reflexion

Angesichts des oben erwähnten Eindrucks einer Ambivalenz der Patientin gegenüber der Möglichkeit, auf die Hilfe anderer zurückzugreifen: Was würden Sie hier als Therapeut:in erwidern?

Die folgenden Aspekte deuten auf die Eignung einer Arbeit mit Übertragung und Gegenübertragung hin:

- klare Verbindung der aktuellen Beschwerden mit der biografischen Entwicklung und der wichtigen Beziehungen,
- gute Etablierung des Arbeitsbündnisses,
- methodenspezifische Motivation und Fähigkeit der Patientin (Umgang mit der Probedeutung, Neugier auf das Erkunden von Beziehungsmustern),
- konsensuell gefundene Behandlungsziele in Richtung von Reflexion und Klärung; konkreter: Konfliktfähigkeit, Äußerung von Bedürfnissen und (negativen) Affekten in Beziehungen.

6.5 Therapieprozess I: Kurzzeittherapie zur Stabilisierung

Während der probatorischen Sitzungen ergibt sich das Bild, dass Frau Bergner aktuell doch hochbelastet ist und es ihr schwerfällt, nach der Zeit der Krankschreibung ihre Arbeit wieder aufzunehmen. Eine Langzeitpsychotherapie, auch in hoher Stundenfrequenz, scheint angezeigt, ihre spezifische Motivation dazu ist aber noch unklar. Therapeutin und Patientin entscheiden sich daher für eine tiefenpsychologisch fundierte Kurzzeitpsychotherapie im Umfang von 12 Stunden mit den Zielen einer Wiederherstellung der Arbeitsfähigkeit und einer Prüfung der Indikation für eine (analytische) Langzeitpsychotherapie.

Damit tritt im Hinblick auf die Arbeit mit Übertragung und Gegenübertragung eine stärker strukturierende Vorgehensweise ins Zentrum. Übertragungsprozesse werden beachtet, aber nicht vertieft. Die Auswertung der Gegenübertragung wird nicht dezidiert genutzt, um daraus Hypothesen bzw. Annahmen und Interventionen abzuleiten. Die Behandlungstechnik orientiert sich an einer Arbeit *an* der Übertragung (im Kontrast zu einer Arbeit *in* der Übertragung). Das zeigt sich im folgenden Beispiel:

Frau Bergner berichtet in der achten Stunde der Kurzzeittherapie davon, dass sie über die Osterfeiertage zu den Eltern gefahren sei. Sie sei vorher angespannt gewesen, habe sich aber über die Einladung der Eltern gefreut. Ihre Schwester sei gerade im Ausland und deshalb nicht gekommen. Frau Bergner berichtet von einem Spaziergang zu zweit mit der Mutter.

Beispiel: Keine Vertiefung der Übertragung

Frau B.: Wir sind so zwei Stunden ungefähr durch den Wald gelaufen. Ich weiß gar nicht, wann wir uns das letzte Mal so lange am Stück unterhalten haben. Und ich hatte das Gefühl, sie ist wirklich interessiert an dem, was ich sage. Ich habe ein bisschen erzählt, wie schwer die letzten Monate waren, auch nach der Trennung von Ben. Wie schwer sich alles anfühlt. Sie hat sich Zeit genommen und mir zugehört – hat jetzt nicht gesagt, was ich tun soll oder so. Wozu sie mir raten würde. Das war ein bisschen meine Befürchtung: dass sie, wenn sie mir schon zuhört, dann auch direkt mit Verbesserungsvorschlägen rüberkommt, damit sie beim nächsten Besuch wieder ihre Ruhe hat vor meinen Sorgen. Aber sie war ganz ruhig, verständnisvoll und so. – Aber als wir zurück waren, da war es so, als hätte mir jemand Gewichte an die Beine gehängt. Ich war so erschöpft und musste mich erstmal hinlegen. Das war Ostersonntag und den Rest des Tages war ich erledigt. Eigentlich so lange, bis ich dann am Montag wieder in den Zug gestiegen bin.

Th.: Sie haben mehr Nähe zu Ihrer Mutter erlebt, als Sie es kennen. Vielleicht war es da besonders schwierig, auch über etwas zu reden, was Sie früher vermisst haben?

Reflexion

Sehen Sie in der Schilderung der Patientin eine Übertragungsebene?

Diese Intervention ergibt sich aus dem bisherigen Prozess: daraus, dass Frau Bergner damit begonnen hat, sich auch der Enttäuschung über die Mutter anzunähern und darüber nachzudenken, was sie sich gewünscht, aber (oft) nicht bekommen hat. Die Therapeutin spricht die mögliche Ambivalenz der Patientin gegenüber der Mutter an, es gibt Wünsche nach Zuwendung, aber auch Enttäuschungswut. Und das Problem besteht darin, dass Frau Bergner befürchtet, dass sie die lange vermisste Zuwendung und Unterstützung der Mutter nicht bekommt, wenn sie „unbequem" ist oder Ärger äußert.

Die Therapeutin entscheidet sich hier für eine Betrachtung der Beziehung der Mutter ohne ein direktes Eingehen auf Übertragung oder Gegenübertragung (auch wenn sie darum weiß, dass Frau Bergner auch ihr gegenüber dazu tendiert, negative Gefühle aus der mit Hoffnungen verbundenen Beziehung herauszuhalten). Die Stunde geht weiter:

Beispiel: Exploration der Bedeutung der Symptome

Frau B.: Ich wollte es nicht kaputt machen. Oder ich habe mich nicht getraut. Ich dachte halt: Jetzt ist es einmal so, wie ich es mir wünsche. Das hat sich angefühlt wie etwas ganz Kostbares.

Th.: ... und dann kam danach irgendwas Schweres dazu. Und die Erschöpfung.

Die Therapeutin arbeitet durchaus aufdeckend, indem sie den Erschöpfungszustand nach dem Gespräch mit der Mutter mit dem Bemühen der Patientin in Verbindung bringt, die Beziehung zur Mutter von negativen Gefühlen freizuhalten. Implizit wird deutlich, dass sie es als eine Wendung gegen das Selbst versteht: Frau Bergner schützt das „Kostbare" vor etwas, wodurch es zerstört werden könnte – und zahlt dafür einen Preis des Bei-sich-Behaltens, der eng mit der Leitsymptomatik verbunden ist, nämlich die emotionale und physische Erschöpfung.

Gemäß der Behandlungsziele für die Kurzzeittherapie steht im weiteren Verlauf der Stunde die Arbeit an einer Konzeptualisierung dessen im Zentrum, was die Patientin so erschöpft (und damit arbeitsunfähig und belastet) sein lässt. Die Gesprächsführung folgt hier dem Ziel einer Symptomentlastung durch die Reflexion und Konzeptualisierung von deren Bedeutung.

Der Fokus auf eine Arbeit *an* (statt *in*) der Übertragung zeigt sich etwas später:

Beispiel: Arbeit *an* der Übertragung

Frau B.: Oh Mann, jetzt habe ich wieder so viel von der Erschöpfung erzählt. Manchmal frage ich mich, ob Sie dann nicht eigentlich denken: Wann kapiert sie es endlich und rafft sich auf!?

Th.: Haben Sie das Gefühl, dass die Leute so auf Sie blicken? Nicht mitfühlend, sondern fordernd und ungeduldig?

Auf diese Bemerkung Frau Bergners hätte man auch mit einer Vertiefung der Übertragungsbedeutung antworten können: mit abwartendem Schweigen darauf, wie die Patientin diese Fantasie weiter ausgestaltet, oder mit einer Bemerkung wie „Sie erwarten, dass ich ungeduldig mit Ihnen werde?". Gemäß dem Behandlungssetting und den Zielen für die Kurzzeittherapie wählt die Therapeutin aber stattdessen den Weg einer Arbeit an der Übertragung bzw. eine zentrifugale Interventionstechnik, indem sie darauf fokussiert, auf wiederkehrende Erwartungen in anderen Beziehungen zu blicken (Erwartet Frau Bergner eine unempathische, ungeduldige Reaktion, wenn sie von eigenen Belastungen berichtet?).

Während der 12 Stunden der Kurzzeittherapie kann eine Entlastung der Patientin erreicht werden. Sie kann die Arbeit wieder aufnehmen und wagt sich sozial wieder mehr „hervor", indem sie mit Freunden etwas unternimmt und schrittweise wieder mit dem Handballspielen beginnt. Sie kann die therapeutische Arbeit nutzen und es zeigen sich viele Fragen der Patientin an sich selbst, die damit zu tun haben, weshalb es ihr so schwerfällt, Konflikte mit anderen einzugehen und „unbequem" zu sein. Es wird daher die Umwandlung in eine analytische Langzeitpsychotherapie im Umfang von weiteren 148 Stunden (160 abzüglich der 12 Stunden Kurzzeittherapie) eingeleitet.

Die drei Ebenen klinischer Entscheidungsprozesse

Die Behandlungstechnik in der Arbeit mit Übertragung und Gegenübertragung in der Kurzzeittherapie kann unter der Perspektive der drei Ebenen klinischer Entscheidungsprozesse wie folgt charakterisiert werden:

Ebene 1: Therapeutisches Beziehungsangebot. Die Therapeutin entscheidet sich für eine ausgewogene Balance aus Offenheit und Vorstrukturierung des Gesprächs in den bisherigen 12 Stunden. Sie gibt ihrer Patientin die Möglichkeit, sich mit ihren verinnerlichten Beziehungsmustern einzubringen. Allerdings strukturiert sie die Gespräche zugleich zum einen durch den Fokus der Behandlung auf die Reflexion der Symptome mit dem Ziel einer baldigen Arbeitsfähigkeit und zum anderen im Hinblick auf eine Arbeit an der Übertragung. Beziehungsmuster werden verstanden, ohne dass dazu vertieft auf die Beziehung zwischen Therapeutin und Patientin geblickt wird. Im Verlauf der 12 Stunden passt die Therapeutin diese Balance nicht weiter an, weil sie das Gefühl hat, dass die Teilziele auf diese Weise sehr gut erreicht werden können. Die relative Offenheit (bei selektiver Strukturierung) des Gesprächs ermöglicht zudem die Indikationsstellung für eine analytische Langzeitbehandlung.

Ebene 2: Konzeptualisierung. Für das Konzeptualisieren des Beziehungsgeschehens in der Therapie und der verinnerlichten Muster ihrer Patientin nutzt die Therapeutin in reduziertem Maß ihre Gegenübertragung: Sie spürt, dass Frau Bergners gelegentlich allzu harmonisierende Art sie ärgerlich macht, und nimmt dies als einen Hinweis darauf, dass negative Affekte aktiv aus der Behandlung draußen gehalten werden sollen – und sich an einem anderen Platz, also der körperlichen Erschöpfung oder in ihrer eigenen emotionalen Antwort auf Frau Bergner bemerkbar machen. Sie wägt ab, ob das Harmonisierende in Beziehungen nicht auch etwas ist, das mehr Distanz zum anderen schafft. Sie nutzt dies allerdings nicht direkt für das Formulieren einer Intervention.

Die Therapeutin betrachtet dies unter einer angemessenen Abwägung der Frage, was davon sich als Eigenübertragung und was als Gegenübertragung verstehen lässt. Sie vergleicht ihre emotionale Antwort (Genervtheit gegenüber dem Harmonisierenden, emotionaler Abstand) auf Frau Bergner damit, wie sie sich mit anderen Patient:innen fühlt, und prüft, wie sie ansonsten damit umgeht, wenn sie jemanden als konfliktvermeidend oder übermäßig autark bei bagatellisierten Wünschen an andere erlebt. Auf diese Weise gelangt sie zu einem Verständnis dessen, dass ihre eigene Reaktion mit dem zu tun hat, wovon Frau Bergner unsicher ist, ob es in „kostbaren" Beziehungen einen Platz haben kann.

Zu dieser Konzeptualisierung der Leitsymptomatik nimmt sie andere Informationen über das Leben und die früheren sowie gegenwärtigen Beziehungen im Leben Frau Bergners hinzu, insbesondere im Hinblick auf den Gedanken der Patientin, auf veränderte Lebensumstände mit einer forcierten (Pseudo-)Autarkie zu antworten und anderen das Signal zu senden: „Ich bin okay." Auf diese Weise setzt die Therapeutin probeweise Bedeutungen ein, die in Interventionen einfließen können (siehe unten).

Brüche in der Arbeitsbeziehung scheint es bisher nicht zu geben; zu einer oder zwei Gelegenheiten ist es vorgekommen, dass die Therapeutin nachgefragt hat, ob ein Schweigen ihrer Patientin auch eine Antwort auf etwas sein könnte, was der Patientin nicht gefallen hat. Hier ist bisher der Eindruck entstanden, dass die Konfliktscheue der Patientin bisher für ein harmonisches Arbeiten gesorgt hat, was angesichts der umgrenzten Behandlungsziele in der Kurzzeittherapie als angemessen erscheint.

Ebene 3: Intervention. Für die klinischen Entscheidungen auf der Ebene der Intervention steht wie bereits erwähnt die Arbeit *an* der Übertragung im Zentrum, gegenüber einer Arbeit *in* der Übertragung. Vor dem Hintergrund der Entscheidungen auf der Ebene der Konzeptualisierung entscheidet sich die Therapeutin für ein grundlegend stützendes Vorgehen, geht allerdings bezogen auf die konkreten Behandlungsziele im Rahmen der Kurzzeittherapie aufdeckend auf eine Reflexion der Symptome und deren möglicher Bedeutung ein. Dazu wählt sie die Form des Anbietens von Hypothesen bzw. Annahmen (weniger die Form des Fragens), was Frau Bergner in der Regel gut aufgreifen und nutzen kann. Dabei zeigt sich zwar eine Tendenz der Patientin, allzu schnell zuzustimmen, diese kann aber zunehmend reflektiert werden und steht dem nicht im Weg, Einsicht in die Bedeutung und Funktion der Symptome zu nehmen, sodass diese rückläufig werden.

Die Therapeutin bezieht wenig Biografisches ein, nur dahingehend, wie beispielsweise die Gefühle von früher eine Rolle für Frau Bergner spielen, wenn sie heute einen Spaziergang mit der Mutter macht. Die Interventionen bleiben stärker im Aktuellen, oft zentriert auf die Leitsymptomatik, und bezogen auf „Außenbeziehungen“, weniger auf die therapeutische Beziehung direkt. Diese wird für eine (zentrifugale) Arbeit an der Übertragung genutzt. Selbstenthüllungen werden nicht aktiv vermieden, haben sich bislang aber nicht angeboten. Fraglich wäre auch, ob Frau Bergner dies nicht eher in Richtung einer Selbstbezogenheit in der mütterlichen Übertragung auffassen würde, sodass es zu diesem Zeitpunkt nicht im Zentrum stehen sollte.

6.6 Therapieprozess II: Durcharbeiten verinnerlichter Beziehungsmuster in einer Langzeittherapie

Nach der erreichten Stabilisierung erfolgt in der analytischen Langzeitpsychotherapie eine Ausrichtung der Behandlungsziele auf die Exploration ambivalenter Wünsche an andere gemäß der beziehungsdynamischen Formulierung. Veränderungsziele sind die Veränderung des Selbstwerts (Reduktion von Selbstanklagen und Schuldgefühlen) sowie die Konfliktfähigkeit, beides ist verbunden mit der zu erreichenden Stärkung des Vertrauens darin, dass man in wertvollen Beziehungen auch negative Affekte zum Ausdruck bringen und Versorgungswünsche einbringen kann, ohne frustriert zu werden. Das sind insgesamt weitreichende Ziele, zu deren Erreichen eine Vertiefung der Arbeit mit Übertragung und Gegenübertragung erfolgen soll.

Reflexion

Stimmen Sie zu, dass die Ziele (Selbstwertsteigerung, verbesserte Konfliktfähigkeit, Einbringen von negativen Affekten und Versorgungswünschen) durch eine Veränderung der verinnerlichten Beziehungsmuster erreicht werden können?

Die Behandlung findet ab Stunde 15 im Couch-Setting statt. Das bringt einige Veränderungen im Hinblick auf Setting und therapeutische Haltung mit sich, auf die hier nicht näher eingegangen wird (vgl. Storck & Taubner, 2024). Entscheidend ist, dass die erhöhte Wochenstundenfrequenz von drei Sitzungen pro Woche und das Couch-Setting eine Intensivierung von Übertragungsprozessen ermöglicht. Mit dem Couch-Arrangement ist die Möglichkeit verbunden, den Blick mehr auf die Welt der Vorstellungen als auf die innere Wahrnehmung zu richten. Das kann der Exploration verinnerlichter Beziehungsmuster, auch im Hinblick auf irrationale Erwartungen, und deren Veränderung zugutekommen – dies könnte prinzipiell aber auch in einem anderen therapeutischen Setting als dem Couch-Setting erfolgen.

Die Veränderung in Richtung einer Arbeit *in* der Übertragung unter Einbezug einer vertiefteren Auswertung der Gegenübertragung kann in folgender Weise veranschaulicht werden:

Beispiel: Arbeit *in* der Übertragung

Frau B.: Keine Ahnung, wie ich mich heute fühle. Ich denke viel daran, was meine Schwester und ich früher auch voneinander getrennt hat. So, wie ich auf sie geschaut habe, hat die halt immer einfach alles bekommen. Das war wahrscheinlich gar nicht so, die hat auch ihre Kämpfe mit meiner Mutter gehabt. Aber für mich hat es sich so angefühlt. Als hätte meine Mutter halt viel zu tun, gerade, als sie dann wieder als Lehrerin gearbeitet hat. Und dann war nur wirklich Platz für *ein* Kind da, für *eine* Tochter. Und ich als Große musste dann verzichten. Das war das Gefühl. Und ich dachte, naja, dem kann ich mich jetzt ergeben und still dasitzen, oder ich schau, dass ich alleine zurechtkomme. Manchmal hatte ich das Gefühl, da ist meine Schwester und die ganzen Schüler und um alle wird meine Mutter sich eher kümmern als um mich .... Wenn dann mal Zeit war, hat sie manchmal so gewirkt, als wäre sie mit was anderem beschäftigt. Klassenarbeiten korrigieren oder so.

Th.: Eine Mutter, die da ist, aber abwesend wirkt?

Frau B.: Ja. Ich weiß, das ist hart zu sagen. Aber ich weiß noch, dass ich immer irgendwie damit beschäftigt war, ob sie nicht gleich aufsteht und was erledigen muss oder was anderes vorhat. Ich bin dann voll zögerlich geworden, ich habe mir fast nicht mehr erlaubt, Spaß zu haben – dann wäre es ja noch schlimmer gewesen, wenn sie es irgendwie abbricht.

Th.: Ein Teil von Ihnen hat vielleicht ja auch jetzt die Befürchtung, ich könnte hier sagen: So, das war's jetzt mit uns, ich habe was anderes vor, kommen Sie selbst klar?

Frau B.: *(nach einer Pause)* Ich mag den Gedanken nicht, aber ja, wahrscheinlich schon. *(Pause)* Es ist krass, mir wird gerade klar, was das dann heißt. Ich kann es nicht genießen, mit jemandem eine gute Zeit zu haben, weil es sich so wacklig anfühlt. Es könnte jeden Moment zu Ende sein. Das ist doch scheiße. Und ich kann das dann der Person noch nicht mal sagen, dass ich es scheiße finde – dann ist die ja erst recht weg!

Th.: ... der Person?

Frau B.: Ja. Ihnen. Oder meiner Mutter. Oder Ben oder wem auch immer. *(weint)*

Th.: *(nach einer Pause)* Und dass ich spüre, dass Sie sich so fühlen – gibt es diese Möglichkeit für Sie auch?

Frau B.: Die Möglichkeit fühlt sich ganz weit weg an ...

Reflexion

Hätten Sie die Übertragungsbedeutung in ähnlicher Weise angesprochen oder direkter/indirekter?

Die Arbeit *in* der Übertragung ermöglicht Frau Bergner hier eine Einsicht: nämlich die Einsicht darin, wie Erfahrungen mit ihrer Mutter (es gibt wenig Zeit, viele andere Verpflichtungen, wenig Zuwendung) ihre Erwartungen geformt haben (eine gute Zeit zusammen kann jederzeit wieder beendet werden) und wie sie sich danach ausgerichtet hat (vorsichtig sein, sich nicht einlassen; keinen Ärger äußern, nicht unbequem sein). Außerdem erlebt sie, wie fern ihr die Erwartung liegt, vom anderen emotional verstanden zu werden.

Zwei Dinge sind hier entscheidend:

- Erstens geht es um die emotionale Erfahrung im Moment (auch als Voraussetzung für eine Veränderung der Erwartungen, des Selbstbilds und der Beziehungsmuster).
- Zweitens entstehen die Interventionen, die die Therapeutin hier einsetzt, aus ihrer Reflexion der Gegenübertragung bzw. der Beziehungsszene zwischen ihr und Frau Bergner. Es geht nicht nur um die Worte, die Frau Bergner verwendet (eine – mütterliche – Figur, die mit anderen beschäftigt ist und nur darauf wartet, den Kontakt abzubrechen), sondern auch darum, wovon die Therapeutin emotional erreicht wird: die Rolle einer Mutter mit Lieblingskindern (die Therapeutin könnte z. B. an andere Patient:innen gedacht haben oder an ihre eigenen Kinder) und damit verbundene Gefühle von Kühle, aber auch Schuldgefühl. Daraus, aus dem Wissen um die Beziehungen und Vorstellungen ihrer Patientin, dem bisherigen Prozess und dem Thema der Stunde erwachsen Interventionen einer (zentripetalen) Arbeit in der Übertragung. Deren Ziel ist es, Frau Bergner eine emotional getragene Einsicht zu ermöglichen, die das weitere Arbeiten leiten kann.

Im weiteren Verlauf der Behandlung zeigt sich ein nächstes Beispiel:

Beispiel: Arbeit mit Brüchen

Frau B.: Ich fasse es nicht, dass Sie in der Stunde am Freitag gesagt haben, dass mein Vater stolz gewesen sein könnte! Und wenn schon, na toll! Dann hat er das ganz gut geheim gehalten, würde ich sagen. ... Das ärgert mich echt. Das ist so, als würden Sie mir sagen, bei mir stimmt nur was nicht mit meiner Wahrnehmung!

Th.: Sie ärgern sich ziemlich über mich.

Frau B.: Ja. *(schweigt)*

Th.: Vielleicht schauen wir uns mal an, was am Freitag war. Da haben wir uns irgendwie verfehlt, habe ich das Gefühl.

Frau B.: Als ich das gesagt habe, also, wie er dann ein einziges Mal beim Handballspiel dabei war und auch hingesehen hat, und nicht nach zehn Minuten rausgegangen ist, weil er telefonieren musste – das war doch gerade das Besondere. Klar habe ich mich da gefreut, aber danach habe ich auch sofort wieder gedacht: Ja, so ist er aber halt sonst nicht. Ich kriege einmal so einen Krümel hingeworfen und ansonsten nicht. Und Sie haben dann so getan, als wäre das der Beweis, dass er stolz auf mich ist! *(weint)*

Th.: *(nach einer Pause)* Mir kommt es so vor, als hätten Sie das Gefühl, dass ich nicht gesehen habe, wie sehr es Ihnen weh getan hat, dass er Ihnen nicht gezeigt hat, was Sie ihm bedeuten.

Frau B.: Ja. *(Pause)* Ich wünsche mir, dass Sie sehen, wie sehr ich mir das gewünscht habe. Da komme ich ja selber erst hin, mir das einzugestehen. Dass ich was gebraucht habe.

Th.: Wissen Sie, was mir gerade auffällt? Sie sagen mir auch gerade, was Sie von mir brauchen. Und Sie können mir sagen, wie enttäuscht Sie sind, wenn ich das nicht merke.

In dieser Passage sind zwei Elemente von besonderer Bedeutung für die Arbeit mit Übertragung und Gegenübertragung: erstens die Bearbeitung von Brüchen in der Arbeitsbeziehung unter Berücksichtigung von Übertragung und Gegenübertragung, zweitens die Arbeit an der Konfliktfähigkeit und den Versorgungswünschen.

In heutigen Behandlungen werden, über die verschiedenen therapeutischen Orientierungen hinweg, Störungen in der therapeutischen Beziehung nicht länger als bloße Widerstände auf Patient:innen-Seite verstanden, sondern als relationales Phänomen. Das bedeutet, dass es auch hier nicht einfach darum geht, die Enttäuschung und den Ärger Frau Bergners als Teil von ihrer Psychodynamik zu betrachten, sondern als eine Antwort auf etwas, was sich im Therapieprozess zuvor gezeigt hat. Deshalb greift die Therapeutin das dahingehend auf, dass Sie dazu einlädt, darauf zu blicken, was in der betroffenen Stunde gewesen ist (statt etwas zu sagen wie „Ihre Enttäuschung mir gegenüber hat mit der Enttäuschung Ihrer Mutter gegenüber zu tun ..."). In der Bearbeitung des Bruchs in der Arbeitsbeziehung, so sehr diese Bearbeitung und dieser Bruch dann auch mit Prozessen von Übertragung und Gegenübertragung verknüpft sind, geht es darum, die Bedürfnisse und Wünsche der Patientin herauszuarbeiten, hier: der Wunsch, mit ihren Gefühlen von Verletzung gegenüber dem ersehnten Vater anerkannt zu werden.

Das zweite Element ist die gelingende Erarbeitung von Konfliktfähigkeit. Frau Bergner kann die Enttäuschung über die Reaktion der Therapeutin an sich wahrnehmen und in der Stunde äußern. Sie reagiert nicht mit einer für sie unerklärlichen körperlichen Schwere und Erschöpfung angesichts dessen, negative Affekte aus „kostbaren" Beziehungen draußen halten zu müssen, und auch nicht mit Selbstanklage, etwa dahingehend, dass sie ihr Erleben der Therapeutin dann wohl nicht gut genug geschildert habe. Stattdessen äußert sie direkt Enttäuschung und Ärger – und kann darüber hinaus den Bogen spannen hin zum Gedanken, dass es darin gerade um die Anerkennung ihrer Wünsche nach emotionaler „Versorgung" geht, die sie selbst lange Zeit so nicht anerkennen mochte.

Die Behandlung verläuft weiter erfolgreich. Die Veränderungen im Hinblick auf emotionale Einsicht und Klärung (Versorgungswünsche, widerstreitende Gefühle, Konfliktfähigkeit) ermöglichen es Frau Bergner weiter, sich in ihrer Lebensführung zu verändern. Sie zeigt sich im Freundeskreis gelöster und weniger darauf bedacht, „gut anzukommen". In familiären Zusammenhängen gelingt es ihr leichter, eine Balance zwischen einer warmherzigen Begegnung mit den Eltern und der Schwester und einem konfliktfähigen Ansprechen der Dinge, bei denen es „hakt", zu finden. Sie nimmt eine neue Partnerschaft zu einem Mann auf, nähert sich ihren Wünschen nach eigener Familiengründung an und gewinnt mehr Sicherheit in ihrem Berufsleben.

Die drei Ebenen klinischer Entscheidungsprozesse

Im Folgenden werden die drei Ebenen klinischer Entscheidungsprozesse für die Langzeitbehandlung mit der vornehmlichen Arbeit in der Übertragung kritisch diskutiert.

Ebene 1: Therapeutisches Beziehungsangebot. Die Beziehungsgestaltung ist hier deutlich offener und weniger strukturierend, da es stärker darum geht, dass und wie sich die verinnerlichten Beziehungsmuster in der therapeutischen Beziehung entfalten. Die resonant-rezeptive Haltung der Therapeutin ermöglicht eine vertiefte Bearbeitung dessen. Zugleich kommt es auch zu einer relativen Anpassung dieser Haltung, als es um die aktive Lenkung des therapeutischen Gesprächs auf die Bearbeitung des Bruchs geht. Auch im Hinblick auf die Beendigungsphase und darin insbesondere die „Lockerung“ der Übertragung geht es um eine stärkere Lenkung des Prozesses durch die Therapeutin.

Ebene 2: Konzeptualisierung. Noch stärker als in der zuvor dargestellten Kurzzeittherapie geht die Therapeutin im Konzeptualisieren des Beziehungsgeschehens und des Therapieprozesses von ihrem eigenen Erleben aus (Schuldgefühle einer Mutter mit einem anderen „Lieblingskind“). Auch hier ist es von entscheidender Bedeutung, die Eigenübertragung und die Gegenübertragung in ihren Anteilen auf das jeweilige subjektive Erleben zu differenzieren, etwa indem sie prüft, wie sie selbst auf reale oder symbolische Elternschaft blickt. Die Therapeutin hat nun mehr und mehr Anhaltspunkte aus dem Prozess, der Biografie und dem aktuellen Erleben der Patientin, um das Beziehungsgeschehen dazu in Bezug zu setzen. Sie nimmt hier einen Bruch der Arbeitsbeziehung wahr und ermutigt die Patientin, gemeinsam vertieft darauf zu blicken. Im voranschreitenden Therapieprozess kann das probeweise Einsetzen von Bedeutungen zunehmend auf mehr „Evidenz“ zurückgreifen. Es zeigt sich, dass die Aktualisierungen von Beziehungsmustern in der therapeutischen Beziehung in aller Regel wiederkehrend auftauchen und von Mal zu Mal noch etwas genauer verstanden werden können, um eine Veränderung zu ermöglichen.

Ebene 3: Intervention. Die grundlegende Ausrichtung der Interventionen ist hier aufdeckend-konfrontativ, gegen Ende der Behandlung unterstützender und stärker an den realen Beziehungen der Patientin orientiert. Die Therapeutin setzt Hypothesen bzw. Annahmen und Fragen eher im Wechsel ein; gegen Ende der Behandlung überwiegen die Fragen an eine zunehmend kompetentere Patientin, die ihre eigenen Antworten und Ideen entwickeln kann. Eine Vertiefung der Muster und Emotionen aus früheren Beziehungen steht lange Zeit im Vordergrund, allerdings immer bezogen auf das aktuelle Erleben von Selbst und Affekten in Beziehungen aufseiten Frau Bergners. Die Interventionen sind überwiegend zentripetal ausgerichtet (sie vertiefen also die Bedeutung des Erlebens im Hinblick auf die Übertragungsbeziehung) und lassen sich als eine Arbeit *in* der Übertragung beschreiben. Diese ermöglicht Frau Bergner die emotionale Erfahrung der Wiederholung bestimmter Beziehungsmuster, allerdings mit anderem emotionalen und realem „Ausgang“. Selbstenthüllungen der Therapeutin spielen selektiv eine Rolle, zunehmend gegen Ende der Behandlung, etwa wenn es darum geht, dass der Abschied aus der Therapie für beide Beteiligten traurig ist.

6.7 Therapieprozess III: Das Vorgehen in einer CBASP-Behandlung

Um Gemeinsamkeiten und Unterschiede im therapeutischen Einbezug von Übertragung und Gegenübertragung aufzuzeigen, wird im Weiteren die Psychotherapie mit Frau Bergner dargestellt, wie sie in einer dem Cognitive Behavioral Analysis System of Psychotherapy (CBASP) folgenden Vorgehensweise aussehen würde (Backenstraß, 2021; Brakemeier et al., 2021)[3].

Die Leitsymptomatik, die Hauptdiagnose (chronische Depression) und die Art der Behandlungsmotivation weisen darauf hin, dass Frau Bergner von einer CBASP-Behandlung vermutlich auch gut profitieren könnte. Natürlich müsste ihre Therapeutin in diesem Fall entsprechend weitergebildet sein.

6.7.1 Spezifische diagnostische Informationen

Für den spezifischen diagnostischen Prozess ergeben sich für Frau Bergner die folgenden therapieleitenden Informationen:

- Es besteht die Diagnose einer rezidivierenden Depression, gegenwärtig mittelgradige Episode.
- Der mittlere Schweregrad bildet sich auch im Beck-Depressions-Inventar ab.
- Hinsichtlich der Erhebung traumatischer Erfahrungen mittels des Childhood Trauma Questionnaire (CTQ) ergeben sich leichte Hinweise auf emotionale Vernachlässigung.
- Die Erhebung interpersoneller Probleme mittels des Inventars zur Erfassung interpersoneller Probleme (IIP) liefert Hinweise auf Probleme in Bereichen „zu selbstunsicher/unterwürfig" und „zu fürsorglich/freundlich".
- In der zweiten Therapiesitzung identifiziert die Therapeutin den Stimulus-Charakter für Frau Bergner, der auf dem Kiesler-Kreis aufgetragen wird. Auch hier wird deutlich, dass der Bereich „freundlich-submissiv" für die Patientin charakteristisch ist.
- Außerdem werden eingangs die Möglichkeiten Frau Bergners geprüft, selbstständig eine Situationsanalyse durchzuführen (etwa mittels Patient Performance Rating Form).

6.7.2 Liste der prägenden Bezugspersonen und Formulierung von Übertragungshypothesen

Vor diesem Hintergrund wird die CBASP-Behandlung mit Frau Bergner durchgeführt. Ähnlich wie zuvor bei der Beschreibung des Vorgehens in psychodynamischen Verfahren bleibt die Darstellung hier auf die Arbeit in der therapeutischen Beziehung fokussiert.

---

3 Es ist festzuhalten, dass ich als Autor dieses Buchs kein Verhaltenstherapeut und auch nicht in CBASP qualifiziert bin. Ich kann hier einzig den Versuch unternehmen, den Fall probeweise in dieses Setting zu verlegen. Ich bitte um Nachsicht dafür, falls die Darstellung dadurch etwas weniger erfahrungsnah gerät.

In der dritten und vierten Sitzung wird mit Frau Bergner die Liste der prägenden Bezugspersonen erstellt, die „significant other history" (Einleitung der Therapeutin aus Backenstraß, 2021, S. 52):

Beispiel: Erarbeitung der Liste der prägenden Bezugspersonen

Th.: Ich möchte mit Ihnen heute über die Sie prägenden Bezugspersonen sprechen. Darf ich Sie hierfür bitten, auf Ihr bisheriges Leben zurückzublicken und mir diejenigen Menschen zu nennen, die Ihrer Meinung nach den größten Einfluss auf Ihren Lebensweg hatten? Jeder hat Freunde oder Bekannte, die prägenden Bezugspersonen sind aber mehr als einfach nur Bekannte oder Freunde. Es sind Menschen, die einen großen Einfluss auf Sie hatten, den Einfluss Ihr Leben geformt hat, die sozusagen ihre Spur oder einen Stempel auf Ihnen hinterlassen haben. Es ist wichtig, dass Sie dabei beachten, dass die Einflüsse negativ oder positiv, gut oder schlecht, schmerzhaft oder hilfreich gewesen sein können. Nennen Sie mir jetzt bitte diese Menschen! Ich schreibe sie auf und wir gehen dann gemeinsam die Liste durch, sodass Sie mir mehr von den Personen erzählen können.

Frau B.: Okay. Ja, dann fange ich gleich mal mit meiner Mutter an. Soll ich schon direkt was dazu sagen, zu ihr?!

Th.: Wir sammeln erst einmal.

Frau B.: Naja, dann mein Vater noch, meine Großmutter. Und meine Schwester natürlich. Wie viele soll ich sagen?

Th.: Wir haben jetzt diese vier Personen. Ob Sie mehr nennen wollen, hängt davon ab, ob Sie sagen, es gibt noch weitere, die Sie besonders geprägt haben?

Frau B.: *(überlegt)* Eigentlich ... also, später war dann der Einfluss darauf, wer ich bin, nicht mehr so groß.

Für jede der vier Personen (Mutter, Vater, Großmutter, Schwester) erkundigt sich die Therapeutin danach, wie es gewesen sei, mit dieser Person zu tun zu haben. Am Beispiel der Mutter soll dies im Folgenden beschrieben werden:

Beispiel: Erarbeitung der Prägungen – Mutter

Th.: Wie war es denn, im Umfeld Ihrer Mutter aufzuwachsen und mit ihr zusammen zu sein?

Frau B.: Hm, es ist jetzt gar nicht so leicht, dies auf den Punkt zu bringen. Und an die Zeit, bevor meine Schwester geboren wurde, kann ich mich ja auch fast gar nicht mehr erinnern. Ich würde schon sagen, dass ich mich beschützt gefühlt habe. Meine Mutter war immer gut darin, Sachen so zu organisieren, dass sie gut laufen, dass für alles gesorgt ist. Wenn ich was gebraucht habe, also zum Beispiel jetzt neue Klamotten oder wenn was für die Schule zu besorgen war, dann hat sie das immer gemacht. Damit kannte sie sich ja auch gut aus, durch ihren Beruf. Sie war verlässlich, würde ich sagen. Aber sie war auch immer mit irgendwas beschäftigt, ich hatte so das Gefühl: Wenn ich zu ihr komme, dann muss ich auch irgendwie so ein Anliegen vortragen. Etwas, wo ich ihre Hilfe brauche, was sie so für mich lösen kann. Aber wenn ich einfach nur bei ihr sein wollte, dann war es total schwer, sie zu erreichen. Sie war dann immer so ... geschäftig.

Th.: Welche Auswirkungen hatte das Verhalten Ihrer Mutter auf Ihr Leben? Inwiefern ist Ihr Leben von Ihrer Mutter beeinflusst?

Frau B.: *(überlegt)* Ich würde sagen, dass das schon einen Einfluss auf mich hatte, dass ich denke: Am besten komme ich selbst klar. Bloß nicht etwas wollen. Als erwachsene Person muss man Dinge selbst regeln können. Wie wenn ich als Kind „die Große" sein sollte. Und bloß nichts brauchen.

Th.: Könnte man sagen, dass war so eine Prägung in die Richtung: „Ich muss mir das, was ich brauche, selbst geben. Ich darf keine Wünsche an andere haben, denn da erfahre ich eine Enttäuschung und Zurückweisung"?

Frau B.: Ja, das trifft es ganz gut.

In vergleichbarer Weise werden Prägungen durch die anderen von Frau Bergner genannten Bezugspersonen herausgearbeitet. Bezüglich ihres Vaters geht es in die Richtung „Ich werde nicht gesehen, so sehr ich mich auch anstrenge", bezüglich der Großmutter hin zu „Ich werde (nur dann) bedingungslos geliebt, wenn/weil jemand nicht gestresst ist" und bezüglich der Schwester: „Ich muss meine Bedürfnisse zurückstellen, weil jemand anders mehr braucht".

Für die Formulierung einer Übertragungshypothese (hier am Beispiel der Mutter) bezieht die Therapeutin die Übertragungsbereiche Fehler/Versagen, Nähe/Vertrautheit, Bedürfnisse sowie Ausdruck negativer Affekte ein (Backenstraß, 2021, S. 56) und überträgt sie auf die therapeutische Beziehung: Das hat die Übertragungshypothese hat immer die folgende Form: „Wenn ich ... tue, wird mein Therapeut/meine Therapeutin mit ... reagieren." In Tabelle 6 finden sich Beispiele für Hypothesen, die bezogen auf die vier Übertragungsbereiche formuliert werden können.

Diese Übertragungshypothesen werden in der Therapie mit Frau Bergner bis zum Ende der vierten Therapiesitzung erarbeitet. Einen großen Raum nehmen im weiteren Verlauf die Situationsanalysen ein, die hier aber nur kurz angerissen werden sollen. Bei den Situationsanalysen können auch Querbezüge auf die Übertragungshypothesen hergestellt werden. Von besonderer Bedeutung sind die Übertragungshypothesen jedoch für die Antizipation potenzieller zukünftiger Konflikte in der therapeutischen Beziehung. Deshalb wird mit der Patientin erarbeitet, an welchen Stellen in Zukunft ggf. Probleme in der Zusammenarbeit auftreten könnten. (z.B.

Tabelle 6: Beispiele für Übertragungshypothesen in den vier Übertragungsbereichen

Fehler/Versagen	„Wenn ich einen Fehler mache, dann wird meine Therapeutin mich tadeln und sich in Zukunft einer anderen Person zuwenden."
Nähe/Vertrautheit	„Wenn ich mich meiner Therapeutin nah fühle, dann muss ich besonders vorsichtig sein, dass ich sie damit nicht bedränge."
Bedürfnisse	„Wenn ich emotional etwas von meiner Therapeutin brauche, dann wird sie unverständig reagieren und dem keinen Platz geben."
Ausdruck negativer Affekte	„Wenn ich von meiner Therapeutin enttäuscht bin oder mich über sie ärgere, dann wird sie davon genervt sein und sich abwenden."

„Wenn ich einen Fehler mache, dann wird meine Therapeutin mich tadeln und sich in Zukunft einer anderen Person zuwenden"). Hier kommt der interpersonellen Diskriminationsübung und den kontingenten persönlichen Rückmeldungen eine zentrale Bedeutung zu. Beides beruht auf der Haltung eines disziplinierten persönlichen Einbringens (und bezieht die Ergebnisse der Situationsanalyse mit ein).

6.7.3 Interpersonelle Diskriminationsübung

In der Therapie mit Frau Bergner zeigt sich nach einigen Monaten der Arbeit einer der emotionalen „Brennpunkte" der Übertragungsbereiche, nämlich der Umgang mit Fehlern. Frau Bergner hat einen Termin vergessen und kommt entschuldigend in die darauffolgende Stunde.

Beispiel: Interpersonelle Diskriminationsübung

Frau B.: Ich hatte es ja schon am Telefon gesagt: Es ist mir so, so unangenehm mit dem Termin letzte Woche! Ich weiß nicht, was da los war, ich war bei der Arbeit und dann wurde irgendwie gesagt, ja, nachmittags ist noch die Hilfeplankonferenz und so weiter. Und ich dachte, ja, das ist wichtig, endlich tut sich da mal was, ich habe sofort gesagt, ja, klar, ich bin dabei. Und dann war die zu Ende um halb 4 und dann fiel mir ein, dass ich ja zu Ihnen wollte, aber dann war die Stunde ja schon fast um. Es ist mir so peinlich, bitte entschuldigen Sie.

Th.: Ich denke, so etwas kommt eben einfach mal vor. Das war sicher ein stressiger Nachmittag für Sie und der Termin bei der Arbeit scheint wichtig und dringend gewesen zu sein. Mir fällt aber auch auf, dass wir da an einem ganz wichtigen Punkt sind, nämlich wie es sich für Sie anfühlt, wenn Ihnen ein Fehler unterläuft.

Frau B.: Oh, in der Tat! Ich würde am liebsten im Erdboden versinken. Das passiert mir eigentlich nie und jetzt ausgerechnet bei unserem Termin.

Th.: Was würden Sie denn sagen: Wie hätte Ihre Mutter in so einer Reaktion früher reagiert?

Frau B.: Oh. Hm. *(Pause)* Die hätte wahrscheinlich nachgefragt, ob was Schlimmes passiert ist. Und wenn dann klar geworden wäre, dass ich es nur vergessen habe, dann ... naja, sie hätte dann noch nicht mal geschimpft oder so, aber es wäre total komisch gewesen, dann das nächste Mal zu ihr zu kommen und etwas von ihr zu wollen. Sie hätte dann die Tür zugemacht, im übertragenen Sinn, und es hätte sich angefühlt wie: Jetzt brauchst du auch nicht ankommen, du hattest ja deine Zeit, aber da warst du nicht da.

Th.: Ihre Mutter wäre erst so äußerlich besorgt gewesen, hätte aber dann aus Ihrem Fehler die Konsequenz gezogen, Ihnen keine Zeit mehr einzuräumen?

Frau B.: Ja, so fühlt es sich an für mich.

Th.: Und wie habe ich gerade reagiert? Können Sie mir beschreiben, wie ich mich verhalten habe? (→ Diskriminationsübung)

Frau B.: Also, Sie haben gesagt, dass sowas schon mal vorkommen kann. Und dass der Arbeitstermin wohl dringend war. Und davor haben Sie irgendwie interessiert geschaut. Interessiert daran, was ich zu sagen habe.

Th.: Worin sehen Sie denn den Unterschied zu der Reaktion, die Sie von Ihrer Mutter kennen bzw. erwartet haben?

Frau B.: Hm, also, meine Mutter hätte mich letztlich für meinen Fehler bestraft, wenn ich das nächste Mal zu ihr gekommen wäre. Bei Ihnen war das anders, zu Ihnen kann ich heute kommen und Sie hören mir weiter zu, sind interessiert daran, was war, als ich nicht gekommen bin.

Th.: Und würden Sie sagen, dass der Unterschied für Sie von Bedeutung ist?

Frau B.: Ja, na klar. Es ist für mich ein Riesenunterschied, ob ich nach einem Fehler das Gefühl habe, jemand will mich erstmal nicht mehr sehen, oder ob ich das Gefühl habe, dass es Gründe gibt, dass einem ein Fehler unterläuft.

6.7.4 Kontingente persönliche Reaktion

Auch für die kontingente persönliche Reaktion kann in der Therapie mit Frau Bergner ein Beispiel gefunden werden. Nach einigen Monaten gemeinsamer therapeutischer Arbeit unternimmt Frau Bergner einen „Selbstversuch" und geht nach langer Zeit mal wieder zum Handball. Dies wurde gut vorbereitet und konsensuell als ein sinnvolles „Zwischenziel" angesehen; auch haben Therapeutin und Patientin vereinbart, dass Frau Bergner auch nach der Hälfte der Trainingszeit die Sporthalle wieder verlassen könnte, aber trotzdem erst einmal den Versuch unternehmen sollte. In der Stunde nach diesem geplanten Selbstversuch kommt Frau Bergner in die Stunde und berichtet erst recht ausschweifend über ihre Antriebslosigkeit und verliert sich dann in Schilderungen von Abläufen am Arbeitsplatz. Ihre Stimme ist dabei wenig moduliert und sie macht lange Pausen.

Beispiel: Kontingent persönliche Reaktion

Th.: Ich denke gerade daran, dass wir ja vereinbart hatten, dass Sie am Montag zum Handballspielen gehen und so prüfen, wie es sich anfühlt.

Frau B.: Ach so, ja, nee. Das habe ich dann nicht gemacht. Nachmittags war es so grau und regnerisch, da hab ich mich nach der Arbeit aufs Sofa gelegt und hab ferngesehen. Ich bin dann auch früh ins Bett, aber gut geschlafen habe ich dann auch nicht.

Die Therapeutin spürt, dass sie darauf mit Ärger reagiert und denkt, dass die Patientin jetzt recht lapidar den festen Vorsatz fallen gelassen hat und denkbar passiv (statt selbstfürsorglich) gehandelt hat, wodurch sich die depressiven Gefühle und die Antriebslosigkeit eher verstärkt haben könnten.

Beispiel: Kontingent persönliche Reaktion (Forts.)

Th.: Da schildern Sie mir ja gerade, dass Sie nicht das gemacht haben, was wir vereinbart hatten, sondern auf dem Sofa geblieben sind, das kommt mir sehr passiv vor.

Frau B.: Ja, das stimmt. Ich habe es irgendwie nicht geschafft, hochzukommen.

Th.: Können Sie sich vorstellen, wie ich mich dabei fühle, wenn Sie mir das so schildern?

Frau B.: *(wirkt erschrocken)* Ähm ... ja ... Also, vermutlich sind Sie enttäuscht von mir, weil ich wieder was nicht hinbekommen habe.

Th.: „Es stimmt, dass mich das etwas ärgert, wenn Sie mir schildern, dass Sie nicht das gemacht haben, was wir hier als eine gute Übung vereinbart hatten. Sondern etwas, von dem Sie eigentlich wissen, dass es Ihnen nicht guttut. Was würden Sie denn sagen: Hat Sie meine emotionale Reaktion beschäftigt, als Sie entschieden haben, nicht zum Handball zu gehen?

Frau B.: Nee, das war jetzt nicht so. Ich habe da eigentlich gar nicht an Sie gedacht. Ich habe mich eher leer gefühlt. Ich möchte Sie nicht verärgern oder enttäuschen, eigentlich möchte ich lieber zur Stunde herkommen und Ihnen etwas zeigen, was ich geschafft habe, sodass Sie sich mit mir freuen können.

Th.: Ah, das ist ja interessant. Dann ist eigentlich etwas ganz anderes eingetreten als das, was Sie sich wünschen.

Frau B.: Ja, absolut.

Th.: Was hätten Sie denn anders machen können, damit das eintritt, was Sie sich wünschen?

Frau B.: Na, ich hätte zum Handball gehen sollen. Dann hätte ich Ihnen zumindest erzählen können, dass ich es probiert habe.

Th.: Das denke ich auch. Auch wenn Sie mir dann gesagt hätten, dass es Ihnen nach 15 Minuten zu viel geworden ist, dann hätte ich mich für Sie gefreut, dass Sie sich vorwagen konnten. Und ich hätte mir vermutlich gut vorstellen können, dass es Sie Überwindung kostet.

6.8 Fazit

Im Vorangegangenen ist eine idealtypische Gegenüberstellung des Arbeitens im niederfrequenten psychodynamischen Setting einer Kurzzeittherapie (tiefenpsychologisch fundierte Psychotherapie), im hochfrequenten psychodynamischen Setting einer Langzeittherapie (analytische Psychotherapie) sowie im Setting einer Methode der „Dritten Welle" der kognitiven Verhaltenstherapie erfolgt.

Dabei hat sich gezeigt, dass das Drei-Ebenen-Modell der Arbeit mit Übertragung und Gegenübertragung (Ebene des Beziehungsangebots, Ebene der Konzeptualisierung, Ebene der Intervention) sich dazu eignet, die unterschiedlichen therapeutischen Entscheidungen zu leiten – und dies auch im Hinblick auf Verfahren beziehungsweise Methode.

Während sich die beiden Verfahren der psychodynamischen Psychotherapie beispielsweise darin unterscheiden, ob die Übertragung vertieft wird oder nicht (bzw. eher in oder an der Übertragung gearbeitet wird), kann der Unterschied dieser beiden zu CBASP darin gesehen werden, dass das Verständnis der Übertragung im letztgenannten sehr viel stärker am bewussten Erleben und den kognitiven Dimensionen orientiert ist, ebenso wie die Interventionen strukturierter sind.

In allen drei Varianten zeigt sich gleichwohl die Möglichkeit, die im dezidierten Einbezug der Aktualisierung verinnerlichter Beziehungsmuster in der Psychotherapie liegt.

Literatur

Albani, C., Pokorny, D., Blaser, G. & Kächele, H. (2008). *Beziehungsmuster und Beziehungskonflikte. Theorie, Klinik und Forschung*. Göttingen: Vandenhoek & Ruprecht. https://doi.org/10.13109/9783666401008

Andersen, S.M., Bartz, J., Berenson, K. & Keczkemethy, C. (2006). *Triggering the attachment system in transference: Evoking emotions through implicitly activating a parental representation*. Unpublished manuscript, New York University.

Andersen, S.M. & Baum, A. (1994). Transference in interpersonal relations: Inferences and affect based on significant-other representations. *Journal of Personality, 62,* 459–497. https://doi.org/10.1111/j.1467-6494.1994.tb00306.x

Andersen, S.M. & Berk, M.S. (1998). Transference in everyday experience: Implications of experimental research for relevant clinical phenomena. *Review of General Psychology, 2,* 81–120. https://doi.org/10.1037/1089-2680.2.1.81

Andersen, S.M., Glassman, N.S., Chen, S. & Cole, S.W. (1995). Transference in social perception: The role of chronic accessibility in significant-other representations. *Journal of Personality and Social Psychology, 69,* 41–57. https://doi.org/10.1037/0022-3514.69.1.41

Andersen, S.M. & Przybylinski, E. (2012). Experiments on transference in interpersonal relations: Implications for treatment. *Psychotherapy, 49,* 370–383. https://doi.org/10.1037/a0029116

Andersen, S.M. & Przybylinski, E. (2014). Cognitive distortions in interpersonal relations: Implications of social cognitive research on person perception. *Journal of Psychotherapy Integration, 24,* 13–24. https://doi.org/10.1037/a0035968

Andersen, S.M. & Przybylinski, E. (2018). Shared reality in interpersonal relationships. *Current Opinion in Psychology, 23,* 42–46.

Andersen, S.M., Reznik, I. & Glassman, N.S. (2005). The unconscious relational self. In: R.R. Hassin, J.S. Uleman & J.A. Bargh (Eds.), *The new unconscious* (pp. 421–481). Oxford University Press.

Anderson, T., Ogles, B.M., Patterson, C.L., Lambert, M.J. & Vermeersch, D.A. (2009). Therapist effects: Facilitative interpersonal skills as a predictor of therapist success. *Journal of Clinical Psychology, 65,* 755–768. https://doi.org/10.1002/jclp.20583

Andreas, S., Kadur, J. & Sammet, I. (2019). Bedeutung von Beziehungstests in der Psychotherapie. *Psychotherapeut, 64,* 71–85. https://doi.org/10.1007/s00278-018-0326-9

Arbeitskreis OPD. (2024). *OPD-3 – Operationalisierte Psychodynamische Diagnostik* (2., korrigierte Aufl.). Göttingen: Hogrefe.

Arbeitskreis PISO. (2012). *Somatoforme Störungen. Psychodynamisch-Interpersonelle Therapie (PISO)*. Göttingen: Hogrefe.

Arntz, A., Stupar-Rutenfrans, S., Bloo, J., van Dyck, R. & Spinhoven, P. (2015). Prediction of treatment discontinuation and recovery from borderline personality disorder: Results from an

RCT comparing schema therapy and transference focused psychotherapy. *Behaviour Research and Therapy, 74,* 60–71. https://doi.org/10.1016/j.brat.2015.09.002

Azim, H.F., Piper, W.E., Segal, P.M., Nixon, G.W. & Duncan, S.C. (1991). The quality of Object Relations Scale. *Bulletin of the Menninger Clinic, 55*(3), 323–343.

Backenstraß, M. (2021). *Cognitive behavioral analysis system of psychotherapy.* Stuttgart: Kohlhammer.

Barreto, J.F. & Matos, P.M. (2024). Navigating the countertransference experience: A transtheoretical specifist model. *British Journal of Psychotherapy, 40*(3), 295–309. https://doi.org/10.1111/bjp.12897

Bateman, A. & Fonagy, P. (2007). The use of transference in dynamic psychotherapy. *American Journal of Psychiatry, 164,* 680. https://doi.org/10.1176/ajp.2007.164.4.680

Benjamin, L.S. (1974). Structural analysis of social behavior. *Psychological Review, 81,* 392–425.

Berg, J. & Lundh, L.-G. (2022). General patterns in psychotherapists' countertransference. *Psychoanalytic Psychology, 39*(2), 145–153. https://doi.org/10.1037/pap0000374

Berger, J.A., Kästner, D. & Gumz, A. (2024). Therapeutische Eigenanteile in der Gegenübertragung: Ein systematischer Überblick über empirische Befunde. *Forum der Psychoanalyse, 40*(2), 233–252. https://doi.org/10.1007/s00451-023-00525-9

Berk, M.S. & Andersen, S.M. (2000). The impact of past relationships on interpersonal behavior: Behavioral confirmation in the social-cognitive process of transference. *Journal of Personality and Social Psychology, 79*(4), 546–562. https://doi.org/10.1037/0022-3514.79.4.546

Bion, W.R. (1971). *Erfahrungen in Gruppen und andere Schriften.* Stuttgart: Ernst Klett.

Bordin, E.S. (1979). The generalizability of the psychoanalytic concept of the working alliance. *Psychotherapy: Theory, Research & Practice, 16*(3), 252–260. https://doi.org/10.1037/h0085885

Bormann, B. & Strauß, B. (2018). Therapeutische Beziehungen in Gruppen. In B. Strauß & D. Mattke (Hrsg.), *Gruppenpsychotherapie. Ein Lehrbuch für die Praxis* (2. Aufl., S. 69–83). Berlin: Springer.

Brakemeier, E.L., Guhn, A. & Normann, C. (2021). *Praxisbuch CBASP: Behandlung chronischer Depression und Modifikationen der traditionellen CBASP-Therapie.* Weinheim: Beltz.

Breivik, R., Wilberg, T., Evensen, J., Røssberg, J.I., Dahl, H.S.J. & Pedersen, G. (2020). Countertransference feelings and personality disorders: A psychometric evaluation of a brief version of the Feeling Word Checklist (FWC-BV). *BMC Psychiatry, 20*(1), 141. https://doi.org/10.1186/s12888-020-02556-6

Breuer-Radbruch, B. & Pilz, W. (2017). Gegenübertragung in Verhaltenstherapie und Tiefenpsychologie als Brückenschlag? In S. Trautmann-Voigt & B. Voigt (Hrsg.), *Psychodynamische Psychotherapie und Verhaltenstherapie. Ein integratives Praxishandbuch* (S. 279–288). Stuttgart: Schattauer.

Brumbaugh, C.C. & Fraley, R.C. (2006). Transference of attachment patterns: How important relationships influence feelings toward novel people. *Personal Relationships, 14,* 513–530. https://doi.org/10.1111/j.1475-6811.2007.00169.x

Cartwright, C. (2011). Transference, countertransference, and reflective practice in cognitive therapy. *Clinical Psychologist, 15*(3), 112–120. https://doi.org/10.1111/j.1742-9552.2011.00030.x

Caspar, F. (2018). *Beziehungen und Probleme verstehen. Eine Einführung in die psychotherapeutische Plananalyse* (4. Aufl.). Göttingen: Hogrefe. https://doi.org/10.1024/85625-000

Clarkin, J.F., Levy, K.N., Lenzenweger, M.F. & Kernberg, O.F. (2007). Evaluating three treatments for borderline personality disorder: A multiwave study. *American Journal of Psychiatry, 164*(6), 922–928. https://doi.org/10.1176/ajp.2007.164.6.922

Colli, A. & Ferri, M. (2015). Patient personality and therapist countertransference. *Current Opinion in Psychiatry, 28*(1), 46–56. https://doi.org/10.1097/YCO.0000000000000119

Colli, A., Tanzilli, A., Dimaggio, G. & Lingiardi, V. (2014). Patient personality and therapist response: An empirical investigation. *American Journal of Psychiatry, 171*(1), 102–108. https://doi.org/10.1176/appi.ajp.2013.13020224

Connolly, M.B., Crits-Christoph, P., Barber, J.P. & Luborsky, L. (2000). Transference patterns in the therapeutic relationship in supportive-expressive psychotherapy for depression. *Psychotherapy Research, 10,* 356–372. https://doi.org/10.1093/ptr/10.3.356

Connolly, M.B., Crits-Christoph, P., Demorest, A., Azarian, K., Muenz, L. & Chittams, J. (1996). Varieties of transference patterns in psychotherapy. *Journal of Consulting and Clinical Psychology, 64*(6), 1213–1221. https://doi.org/10.1037/0022-006X.64.6.1213

Connolly, M.B., Crits-Cristoph, P., Shappell, S., Barber, J.P., Luborsky, L. & Shaffer, C. (1999). Relation of transference interpretations to outcome in the early sessions of brief supportive-expressive psychotherapy. *Psychotherapy Research, 9,* 485–495.

Crits-Christoph, P., Cooper, A. & Luborsky, L. (1988). The accuracy of therapists' interpretations and the outcome of dynamic psychotherapy. *Journal of Consulting and Clinical Psychology, 56,* 490–495.

Crits-Christoph, P., Luborsky, L., Dahl, L., Popp, C., Mellon, J. & Mark, D. (1988). Clinicians can agree in assessing relationship patterns in psychotherapy. The core conflictual relationship theme method. *Archives of General Psychiatry, 45*(11), 1001–1004. https://doi.org/10.1001/archpsyc.1988.01800350035005

Dahl, H.-S.J., Høglend, P., Ulberg, R., Amlo, S., Gabbard, G.O., Perry, J.C. et al. (2017). Does therapists' disengaged feelings influence the effect of transference work? A study on countertransference. *Clinical Psychology & Psychotherapy, 24*(2), 462–474. https://doi.org/10.1002/cpp.2015

Dahl, H.-S.J., Røssberg, J.I., Bøgwald, K.-P., Gabbard, G.O. & Høglend, P. (2012). Countertransference feelings in one year of individual therapy: An evaluation of the factor structure in the Feeling Word Checklist-58. *Psychotherapy Research, 22,* 12–25. https://doi.org/10.1080/10503307.2011.622312

Dahlbender, R.W., Torres, L., Reichert, S., Stübner, S., Frevert, G. & Kächele, H. (1993). Die Praxis des Beziehungsepisoden-Interviews. *Zeitschrift für Psychosomatische Medizin und Psychoanalyse, 39,* 51–62.

Deutsche Gesellschaft für Psychiatrie und Psychotherapie, Psychosomatik und Nervenheilkunde (DGPPN) e.V. (Hrsg.). (2022). *S3-Leitlinie Borderline-Persönlichkeitsstörung. Version 1.0 vom 14.11.2022.* Verfügbar unter: https://register.awmf.org/de/leitlinien/detail/038-015

Diamond, D., Keefe, J.R., Hörz-Sagstetter, S., Fischer-Kern, M., Doering, S. & Buchheim, A. (2023). Changes in attachment representation and personality organization in transference-focused psychotherapy. *American Journal of Psychotherapy, 76*(1), 31–38. https://doi.org/10.1176/appi.psychotherapy.20220018

Doering, S. (2016). *Übertragungsfokussierte Psychotherapie*. Göttingen: Vandenhoeck & Ruprecht.

Doering, S., Hörz, S., Rentrop, M., Fischer-Kern, M., Schuster, P., Benecke, C. et al. (2010). Transference-focused psychotherapy vs. treatment by community psychotherapists for borderline personality disorder: Randomised controlled trial. *British Journal of Psychiatry, 196*(5), 389–395. https://doi.org/10.1192/bjp.bp.109.070177.

Egle, U.T., Heim, C., Strauß, B. & von Känel, R. (2020). Das bio-psycho-soziale Krankheitsmodell – revisited. In U.T. Egle, C. Heim, B. Strauß & R. von Känel (Hrsg.), *Psychosomatik. Neurobiologisch fundiert und evidenzbasiert. Ein Lehr- und Handbuch* (S. 39–48). Stuttgart: Kohlhammer,

Engel, G.L. & Schmale, A.H. (1967). Eine psychoanalytische Theorie der somatischen Störung. Psyche. *Zeitschrift für Psychoanalyse und ihre Anwendungen, 23,* 241–261.

Eubanks, C.F., Muran, J.C. & Safran, J.D. (2018). Alliance rupture repair: A meta-analysis. *Psychotherapy, 55*(4), 508–519. https://doi.org/10.1037/pst0000185

Eubanks-Carter, C., Muran, J.C. & Safran, J.D. (2015). Alliance-focused training. *Psychotherapy, 52,* 169–173. https://doi.org/10.1037/a0037596

Faller, H. (1999). Das emotionale Erleben des Therapeuten und die Indikationsstellung für Psychotherapie. *Psychotherapeut, 44*(1), 25–35. https://doi.org/10.1007/s002780050144

Faller, H. (2000). Gegenübertragung und Indikationsstellung für Psychotherapie. *Zeitschrift für Psychosomatische Medizin und Psychotherapie, 46*(4), 349–367. https://doi.org/10.13109/zptm.2000.46.4.349

Farber, B.A., Hill, C.E., Knox, S., Eubanks, C.F., Muran, J.C. & Norcross, J.C. (2023). Affirmation/validation, self-disclosure, immediacy, and rupture repairs. In C.E. Hill & J.C. Norcross (Eds.), *Psychotherapy skills and methods that work* (pp. 28–52). Oxford: Oxford University Press. https://doi.org/10.1093/oso/9780197611012.003.0002

Fatter, D.M. & Hayes, J.A. (2013). What facilitates counter-transference management? The roles of therapist meditation, mindfulness and self-differentiation. *Psychotherapy Research, 23*(5), 502–513. https://doi.org/10.1080/10503307.2013.797124

Fiedler, P. (Hrsg.). (2018). *Varianten psychotherapeutischer Beziehung.* Lengerich: Pabst.

Flückiger, C., Del Re, A.C., Wampold, B.E. & Horvath, A.O. (2018). The alliance in adult psychotherapy: A meta-analytic synthesis. *Psychotherapy, 55*(4), 316–340. https://doi.org/10.1037/pst0000172

Freud, S. (1900). Die Traumdeutung. In S. Freud, *Gesammelte Werke* (Bd. 2/3, S. 1–642). Frankfurt am Main: S. Fischer.

Freud, S. (1905). Bruchstück einer Hysterie-Analyse. In S. Freud, *Gesammelte Werke* (Bd. 5, S. 161–286). Frankfurt am Main: S. Fischer.

Freud, S. (1910). Über Psychoanalyse. In S. Freud, *Gesammelte Werke* (Bd. 8, S. 1–60). Frankfurt am Main: S. Fischer.

Friedman, S.M. & Gelso, C.J. (2000). The development of the inventory of countertransference behavior. *Journal of Clinical Psychology, 56*(9), 1221–1235. https://doi.org/10.1002/1097-4679(200009)56:9<1221::AID-JCLP8>3.0.CO;2-W

Gabbard, G.O. (2001). A contemporary psychoanalytic model of countertransference. *Journal of Clinical Psychology, 58,* 983–991. https://doi.org/10.1002/jclp.1065

Gabbard, G.O. (2006). When is transference work useful in dynamic psychotherapy? *American Journal of Psychiatry, 163,* 1667–1669. https://doi.org/10.1176/ajp.2006.163.10.1667

Gabbard, G.O. (2009). Transference and countertransference: developments in the treatment of narcissistic personality disorder. *Psychiatric Annals, 39*(3), 129–136. https://doi.org/10.3928/00485713-20090301-03

Gazzillo, F., Kealy, D. & Bush, M. (2022). Patients' tests and clinicians' emotions: A clinical illustration. *Journal of Contemporary Psychotherapy, 52*(3), 207–216. https://doi.org/10.1007/s10879-022-09535-w

Gelso, C.J. (2014). A tripartite model of the therapeutic relationship: Theory, research, and practice. *Psychotherapy Research, 24,* 117–131. https://doi.org/10.1080/10503307.2013.845920

Gelso, C.J. & Bhatia, A. (2012). Crossing theoretical lines: The role and effect of transference in nonanalytic psychotherapy. *Psychotherapy, 49,* 384–390. https://doi.org/10.1037/a0028802

Gelso, C.J. & Hayes, J.A. (1998). *The psychotherapy relationship: Theory, research and practice.* New York: Wiley.

Gelso, C.J. & Hayes, J.A. (2007). *Countertransference and the therapist's inner experience: Perils and possibilities.* Mahwah, NJ: Lawrence Earlbaum Associates Publishers. https://doi.org/10.4324/9780203936979

Giesen-Bloo, J., van Dyck, R., Spinhoven, P., van Tilburg, W., Dirksen, C., van Asselt, T. et al. (2006). Outpatient psychotherapy for borderline personality disorder: randomized trial of schema-focused therapy vs transference-focused psychotherapy. *Archives of General Psychiatry, 63*(6), 649–658. https://doi.org/10.1001/archpsyc.63.6.649

Gödde, G. (2016). Die Weichenstellung zur therapeutischen Beziehung als vorrangigem Therapiefokus. In G. Gödde & S. Stehle (Hrsg.), *Die therapeutische Beziehung in der psychodynamischen Psychotherapie. Ein Handbuch* (S. 19–49). Gießen: Psychosozial-Verlag.

Grawe, K. (2000). *Psychologische Therapie* (2. Aufl.). Göttingen: Hogrefe.

Grosse Holtforth, M. & Grawe, K. (2000). *FAMOS. Fragebogen zur Analyse motivationaler Schemata*. Göttingen: Hogrefe.

Gumz, A., Rugenstein, K. & Munder, T. (2018). Allianz-fokussiertes Training. *Psychotherapeut, 63,* 55–61. https://doi.org/10.1007/s00278-017-0227-3

Gumz, A., Villmann, T., Bergmann, B. & Geyer, M. (2008). Übertragung – ein attraktiver Systemzustand. *Forum der Psychoanalyse, 24,* 229–245. https://doi.org/10.1007/s00451-008-0353-1

Hafkenscheid, A. (2012). Assessing objective countertransference with a computer-delivered impact message inventory (IMI-C). *Clinical Psychology & Psychotherapy, 19*(1), 37–45. https://doi.org/10.1002/cpp.734

Hardt, J. (2013). Die tiefenpsychologische Methode und Variationen psychoanalytischer Behandlungstechnik. In J. Hardt (Hrsg.), *Methode und Techniken der Psychoanalyse. Versuche zur Praxis* (S. 171–189). Gießen: Psychosozial-Verlag.

Hayes, J.A., Gelso, C.J., Goldberg, S. & Kivlighan, D.M. (2018). Countertransference management and effective psychotherapy: Meta-analytic findings. *Psychotherapy, 55*(4), 496–507. https://doi.org/10.1037/pst0000189

Hayes, J.A., Gelso, C.J., Kivlighan, D.M. & Goldberg, S.B. (2019). Managing countertransference. In J.C. Norcross & M.J. Lambert (Eds.), *Psychotherapy relationships that work* (Vol. 1, 3rd ed., pp. 522–548). New York: Oxford University Press.

Heimann, P. (1996). Über die Gegenübertragung. *Forum der Psychoanalyse, 12,* 179–184. (Original erschienen 1950)

Henry, W.P. & Strupp, H.H. (1994). The therapeutic alliance as interpersonal process. In A.O. Horvath & L.S. Greenberg (Eds.), *The working alliance: Theory, research and practice* (pp. 51–84). New York, NY: Wiley and Sons.

Hill, C.E., Knox, S. & Pinto-Coelho, K.G. (2019). Self-disclosure and immediacy. In J.C. Norcross & M.J. Lambert (Eds.), *Psychotherapy relationships that work* (Vol. 1, 3rd ed., pp. 379–420). New York: Oxford University Press.

Høglend, P., Amlo, S., Marble, A., Bøgwald, K.P., Sjaastad, M.C. & Heyerdahl, O. (2006). Analysis of the patient-therapist relationship in dynamic psychotherapy: An experimental study of transference interpretations. *American Journal of Psychiatry, 163,* 1739–1746. https://doi.org/10.1176/ajp.2006.163.10.1739

Høglend, P., Bøgwald, K.-P., Amlo, S., Heyerdahl, O., Sørbye, O., Marble, A. et al. (2000). Assessment of change in dynamic psychotherapy. *Journal of Psychotherapy Practice and Research, 9*(4), 190–199.

Høglend, P., Bøgwald, K.-P., Amlo, S., Marble, A., Ulberg, R., Sjaastad, M.C. & Johansson, P. (2008). Transference interpretations in dynamic psychotherapy: Do they really yield sustained effects? *American Journal of Psychiatry, 165,* 763–771. https://doi.org/10.1176/appi.ajp.2008.07061028

Høglend, P., Dahl, H.S., Hersoug, A.G., Lorentzen, S. & Perry, J.C. (2010). Long-term effects of transference interpretation in dynamic psychotherapy of personality disorders. *European Psychiatry, 2,* 168–181.

Høglend, P. & Gabbard, G. O. (2012). When is transference work useful in psychodynamic psychotherapy? A review of empirical research. In A. Levy, J.S. Ablon & H. Kächele (Eds.), *Psychodynamic psychotherapy research: Evidence-based practice and practice-based evidence* (pp. 449–467). New York: Springer. https://doi.org/10.1007/978-1-60761-792-1_26
Høglend, P., Hersoug, A. G., Bøgwald, K.-P., Amlo, S., Marble, A., Sørbye, Ø. et al. (2011). Effects of transference work in the context of therapeutic alliance and quality of object relations. *Journal of Consulting and Clinical Psychology, 79,* 697–706. https://doi.org/10.1037/a0024863
Johansson, P., Høglend, P., Ulberg, R., Amlo, S., Marble, A., Bøgwald, K. P. et al. (2010). The mediating role of insight for long-term improvements in psychodynamic therapy. *Journal of Consulting and Clinical Psychology, 78,* 438–448. https://doi.org/10.1037/a0019245
Jones, M., Råbu, M., Røssberg, J. I. & Ulberg, R. (2020). Therapists' experiences of psychodynamic therapy with and without transference interventions for adolescents with depression. *International Journal of Environmental Research and Public Health, 17*(13), 4628. https://doi.org/10.3390/ijerph17134628
Joseph, B. (1985). Transference: The total situation. *International Journal of Psychoanalysis, 66,* 447–454.
Kächele, H., Erhardt, I., Seybert, C. & Buchholz, M. B. (2015). Countertransference as object of empirical research? *International Forum of Psychoanalysis, 24,* 96–108. https://doi.org/10.1080/0803706X.2012.737933
Kernberg, O. F. (1995). *Borderline-Störungen und pathologischer Narzißmus* (8. Aufl.). Frankfurt am Main: Suhrkamp. (1. Auflage 1978)
Kernberg, O. F. (2021). Thoughts on transference analysis in transference-focused psychotherapy. *Psychodynamic Psychiatry, 49*(2), 178–187. https://doi.org/10.1521/pdps.2021.49.2.178
Kiesler, D. J. (1996). *Contemporary interpersonal theory and research: Personality, psychopathology and psychotherapy.* New York: Wiley.
Kiesler, D. J. (2001). Therapist countertransference: In search of common themes and empirical referents. *Journal of Clinical Psychology, 57*(8), 1053–1063. https://doi.org/10.1002/jclp.1073
Kiesler, D. J. & Schmidt, J. A. (1993). *The impact message inventory.* Redwood City: Mind Garden.
Klein, M. (1952). On the origins of transference. *International Journal of Psychoanalysis, 33,* 433–438.
Kohut, H. (1971). Introspektion, Empathie und Psychoanalyse: Zur Beziehung zwischen Beobachtungsmethode und Theorie. Psyche. *Zeitschrift für Psychoanalyse und ihre Anwendungen, 25*(11), 831–855.
Kohut, H. (1989). *Wie heilt die Psychoanalyse?* Frankfurt am Main: Suhrkamp.
Körner, A., Albani, C., Villmann, T., Pokorny, D. & Geyer, M. (2002). Alternative Clusterstrukturen für die ZBKT-Methode (Zentrales Beziehungskonfliktthema). *Psychotherapie Psychosomatik Medizinische Psychologie, 52*(8), 363–367. https://doi.org/10.1055/s-2002-33080
Körner, J. (2014). Arbeit „in" der Übertragung. Fünfundzwanzig Jahre später. *Forum der Psychoanalyse, 30,* 341–356. https://doi.org/10.1007/s00451-014-0184-1
Leichsenring, F., Beutel, M. & Leibing, E. (2007). Psychodynamic psychotherapy for social phobia: A treatment manual based on supportive-expressive therapy. *Bulletin of the Menninger Clinic, 71*(1), 56–83. https://doi.org/10.1521/bumc.2007.71.1.56
Leichsenring, F. & Steinert, C. (2017). Short-term psychodynamic therapy of obsessive-compulsive disorder: A manual-guided approach. *Bulletin of the Menninger Clinic, 81,* 341–389. https://doi.org/10.1521/bumc_2017_81_07
Lemma, A., Roth, A. D. & Pilling, S. (2008). *The competences required to deliver effective Psychoanalytic/Psychodynamic Therapy.* Retrieved from www.ucl.ac.uk/CORE
Levin, M. E., MacLane, C., Daflos, S., Seeley, J., Hayes, S. C., Biglan, A., Pistorello, J. (2014). Examining psychological inflexibility as a transdiagnostic process across psychological disor-

ders. *Journal of Contextual Behavioral Science, 3*(3), 155–163. https://doi.org/10.1016/j.jcbs.2014.06.003

Levy, K.N., Clarkin, J.F., Yeomans, F.E., Scott, L.N., Wasserman, R.H. & Kernberg, O.F. (2006) The mechanisms of change in the treatment of borderline personality disorder with transference focused psychotherapy. *Journal of Clinical Psychology, 62*(4), 481–501. https://doi.org/10.1002/jclp.20239

Levy, K.N. & Scala, J.W. (2012). Transference, transference interpretations, and transference-focused psychotherapies. *Psychotherapy (Chic.), 49*(3), 391–403. https://doi.org/10.1037/a0029371

Lingiardi, V., Tanzilli, A. & Colli, A. (2015). Does the severity of psychopathological symptoms mediate the relationship between patient personality and therapist response? *Psychotherapy, 52*(2), 228–237. https://doi.org/10.1037/a0037919

Löffler-Stastka, H., Sell, C., Zimmermann, J., Huber, D. & Klug, G. (2019). Is countertransference a valid source of clinical information? Investigating emotional responses to audiotaped psychotherapy sessions. *Bulletin of the Menninger Clinic, 83*(4),353–375. https://doi.org/10.1521/bumc_2019_83_02

Luborsky, L. (1995). *Einführung in die analytische Psychotherapy. Ein Lehrbuch* (2. Aufl.). Göttingen: Vandenhoek & Ruprecht.

Luborsky, L. (1998). The Relationship Anecdotes Paradigm (RAP) interview as a versatile source of narratives. In L. Luborsky & P. Crits-Christoph (eds.), *Understanding transference: The core conflictual relationship theme method* (2nd ed., pp. 109–120). Washington, DC: American Psychological Association. https://doi.org/10.1037/10250-007

Luborsky, L. & Crits-Christoph, P. (1990). *Understanding transference: The core conflictual relationship theme method.* Washington, DC: American Psychological Association.

Luborsky, L., Crits-Christoph, P. & Mellon, J. (1986). Advent of objective measures of the transference concept. *Journal of Consulting and Clinical Psychology, 54,* 39–47. https://doi.org/10.1037/0022-006X.54.1.39

Malan, D.H. (1979). *Individual psychotherapy and the science of psychodynamics.* London: Butterworth-Heinemann.

Marmarosh, C.L., Gelso, C.J., Markin, R.D., Majors, R., Mallery, C. & Choi, J. (2009). The real relationship in psychotherapy: Relationships to adult attachments, working alliance, transference, and therapy outcome. *Journal of Counseling Psychology, 56,* 337–350. https://doi.org/10.1037/a0015169

McCarthy, K.S., Gibbons, M.B.C. & Barber, J.P. (2008). The relation of rigidity across relationships with symptoms and functioning: An investigation with the revised central relationship questionnaire. *Journal of Counseling Psychology, 55*(3), 346–358. https://doi.org/10.1037/a0012578

McCullough, J.P. (2012). *Therapeutische Beziehung und die Behandlung chronischer Depressionen. Cognitive Behavioral Analysis System of Psychotherapy (CBASP).* Berlin: Springer. https://doi.org/10.1007/978-3-642-19639-3

McIntyre, S.M. & Schwartz, R.C. (1998). Therapists' differential countertransference reactions toward clients with major depression or borderline personality disorder. *Journal of Clinical Psychology, 54,* 923–931. https://doi.org/10.1002/(SICI)1097-4679(199811)54:7<923::AID-JCLP6>3.0.CO;2-F

Meehan, K.B., Cain, N.M., Roche, M.J., Fertuck, E.A., Sowislo, J.F. & Clarkin, J.F. (2023). Evaluating change in transference, interpersonal functioning, and trust processes in the treatment of borderline personality disorder: A single-case study using ecological momentary assessment. *Journal of Personality Disorders, 37*(5), 490–507. https://doi.org/10.1521/pedi.2023.37.5.490

Menninger, K. (1958). *Theory of psychoanalytic technique*. New York: Basic Books. https://doi.org/10.1037/10843-000

Miranda, R. & Andersen, S.M. (2007). The therapeutic relationship: Implications from the social-cognitive process of transference. In P. Gilbert & R. Leahy (Eds.), *The therapeutic relationship in the cognitive behavioural psychotherapies* (pp. 63–89). London: Routledge.

Nissen-Lie, H.A., Dahl, H.S.J. & Høglend, P.A. (2020). Patient factors predict therapists' emotional countertransference differently depending on whether therapists use transference work in psychodynamic therapy. *Psychotherapy Research, 32*(1), 3–15. https://doi.org/10.1080/10503307.2020.1762947

Nolte, T. & Fonagy, P. (Hrsg.). (2023). *Epistemisches Vertrauen*. Stuttgart: Klett-Cotta.

Norcross, J.C. & Lambert, M.J. (Eds.). (2019). *Psychotherapy relationships that work* (Vol. 1, 3rd ed.). New York: Oxford University Press.

Norcross, J.C. & Wampold, B.E. (Eds.). (2019). *Psychotherapy relationships that work* (Vol. 2, 3rd ed.). New York: Oxford University Press.

Normandin, L. & Bouchard, M.A. (1993). The effects of theoretical orientation and experience on rational, reactive, and reflective countertransference. *Psychotherapy Research, 3,* 77–94. https://doi.org/10.1080/10503309312331333689

Parth, K., Datz, F., Seidman, C. & Löffler-Stastka, H. (2017). Transference and countertransference: A review. *Bulletin of the Menninger Clinic, 81,* 1–45. https://doi.org/10.1521/bumc.2017.81.2.167

Peters, M. & Lindner, R. (2019). *Psychodynamische Psychotherapie im Alter*. Stuttgart: Kohlhammer. https://doi.org/10.17433/978-3-17-030604-2

Piper, W.E., Azim, H.F.A., Joyce, A.S. & McCallum, M. (1991). Transference interpretations, therapeutic alliance, and outcome in shortterm individual psychotherapy. *Archives of General Psychiatry, 48,* 946–953. https://doi.org/10.1001/archpsyc.1991.01810340078010

Piper, W.E. & Duncan, S.C. (1999). Object relations theory and shortterm dynamic psychotherapy: Findings form the Quality of Object Relations Scale. *Clinical Psychological Review, 19,* 669–685. https://doi.org/10.1016/S0272-7358(98)00080-4

Piper, W.E., Joyce, A.S., McCallum, M. & Azim, H.F. (1993). Concentration and correspondence of transference interpretations in short-term psychotherapy. *Journal of Consulting and Clinical Psychology, 61,* 586–595.

Przybylinski, E. & Andersen, S.M. (2013). Short-circuiting transference of past relationships using implementation intentions. *Journal of Experimental Social Psychology, 49,* 566–572. https://doi.org/10.1016/j.jesp.2012.09.003

Przybylinski, E. & Andersen, S.M. (2015). Systems of meaning and transference: Evoking shared reality through activation of a significant other. *Journal of Personality and Social Psychology, 109,* 636–661. https://doi.org/10.1037/pspi0000029

Putrino, N., Casari, L., Mesurado, B. & Etchevers, M. (2020). Psychotherapists' emotional and physiological reactions toward patients with either borderline personality disorder or depression. *Psychotherapy Research, 30*(7), 912–919. https://doi.org/10.1080/10503307.2019.1690176

Rabinovich, M. (2020). Elephant in the room: A methodology for case studies metasynthesis. *Journal of the American Psychoanalytic Association, 68*(6), 1023–1050. https://doi.org/10.1177/0003065120979613

Rabinovich, M. & Kacen, L. (2009). Let's look at the elephant: Metasynthesis of transference case studies for psychodynamic and cognitive psychotherapy integration. *Psychology and Psychotherapy: Theory, Research and Practice, 82*(4), 427–447. https://doi.org/10.1348/147608309X459662

Rabinovich, M. & Kacen, L. (2012). Transference in view of a classical conditioning model. *American Journal of Psychology, 125*(2), 209–223. https://doi.org/10.5406/amerjpsyc.125.2.0209

Rasting, M. & Beutel, M.E. (2005). Dyadic affective interactive patterns in the intake interview as a predictor of outcome. *Psychotherapy Research, 15*(3), 188–198. https://doi.org/10.1080/10503300512331335039

Roediger, E. & Jacob, G. (2011). *Fortschritte der Schematherapie: Konzepte und Anwendungen*. Göttingen: Hogrefe.

Røssberg, J.I., Hoffart, A. & Friis, S. (2003). An empirical study of countertransference reactions towards patients. A psychometric evaluation of an extended version of the Feeling Word Checklist. *Nordic Journal of Psychiatry, 57,* 45–53. https://doi.org/10.1080/08039480310000257

Røssberg, J.I., Karterud, S., Pedersen, G. & Friis, S. (2010). Psychiatric symptoms and countertransference feelings: An empirical investigation. *Psychiatry Research, 178*(1), 191–195. https://doi.org/10.1016/j.psychres.2009.09.019

Safran, J.D. & Muran, J.C. (2000). *Negotiating the therapeutic alliance*. New York: Guilford.

Sandler, J. (1976). Gegenübertragung und Bereitschaft zur Rollenübernahme. Psyche. *Zeitschrift für Psychoanalyse und ihre Anwendungen, 30,* 297–305.

Sattel, H. & Henningsen, P. (2014). Psychodynamisch-interpersonelle Therapie bei somatoformen Störungen. *Die Psychiatrie, 11*(3), 181–188. https://doi.org/10.1055/s-0038-1670763

Sohtorik İlkmen, Y. & Halfon, S. (2019). Transference interpretations as predictors of increased insight and affect expression in a single case of long-term psychoanalysis. *Research in Psychotherapy, 22*(3), 427–438. https://doi.org/10.4081/ripppo.2019.408

Stern, D.N. (1992). *Die Lebenserfahrung des Säuglings* (2. Aufl.). Stuttgart: Klett-Cotta. (Original erschienen 1985)

Storck, T. (2017). *Die Fallbesprechung in der stationären Psychotherapie*. Stuttgart: Kohlhammer. https://doi.org/10.17433/978-3-17-031287-6

Storck, T. (2018). *Psychoanalyse nach Sigmund Freud*. Stuttgart: Kohlhammer.

Storck, T. (2020a). *Objekte*. Stuttgart: Kohlhammer. https://doi.org/10.17433/978-3-17-036005-1

Storck, T. (2020b). *Übertragung*. Stuttgart: Kohlhammer. https://doi.org/10.17433/978-3-17-037572-7

Storck, T. (im Druck a). Szenisches Verstehen. In A. Gumz & S. Hörz-Sagstetter (Hrsg.), *Psychodynamische Psychotherapie in der Praxis* (2. Aufl.). Weinheim: Beltz.

Storck, T. (im Druck b). *Arbeiten mit Übertragung und Gegenübertragung in unterschiedlichen professionellen Settings*. Köln: Psychiatrie Verlag.

Storck, T. & Billhardt, F. (2021). *Denken und Lernen. Psychoanalyse und Allgemeine Psychologie*. Stuttgart: Kohlhammer. https://doi.org/10.17433/978-3-17-039493-3

Storck, T. & Stegemann, D. (2021). *Psychoanalytische Konzepte in der Psychosenbehandlung*. Stuttgart: Kohlhammer. https://doi.org/10.17433/978-3-17-032999-7

Storck, T. & Taubner, S. (2024). Tiefenpsychologisch fundierte Psychotherapie und Analytische Psychotherapie. In T. Teismann, P. Thoma, S. Taubner, A. Wannemüller & K. von Sydow (Hrsg.), *Klinische Psychologie und Psychotherapie. Ein verfahrensübergreifendes Lehr- und Lernbuch* (S. 36–50). Göttingen: Hogrefe.

Storebø, O.J., Stoers-Winterling, J.M., Völlm, B.A., Kongerslev, M.T., Mattivi, J.T., Jørgensen, M.S. et al. (2020) Psychological therapies for people with borderline personality disorder. *Cochrane Database of Systematic Reviews, 5,* CD012955.

Streeck, U. & Leichsenring, F. (2015). *Handbuch psychoanalytisch-interaktioneller Therapie*. Göttingen: Vandenhoek & Ruprecht.

Strotzka, H. (1975). *Psychotherapie*. München: Urban & Schwarzenberg.

Strupp, H.H. & Binder, J.L. (1984). *Psychotherapy in a new key*. New York: Basic Books.

Suszek, H., Wegner, E. & Maliszewski, N. (2015). Transference and its usefulness in psychotherapy in the light of empirical evidence. *Annals of Psychology, 18*(3), 345–380. https://doi.org/10.18290/rpsych.2015.18.3-4en

Talia, A., Muzi, L., Lingiardi, V. & Taubner, S. (2020). How to be a secure base: therapists' attachment representations and their link to attunement in psychotherapy. *Attachment & Human Development, 22*(2), 189–206. https://doi.org/10.1080/14616734.2018.1534247

Tanzilli, A., Muzi, L., Ronningstam, E. & Lingiardi, V. (2017). Countertransference when working with narcissistic personality disorder: An empirical investigation. *Psychotherapy, 54*(2), 184–194. https://doi.org/10.1037/pst0000111

Taubner, S., Fonagy, P. & Bateman, A. (2019). *Mentalisierungsbasierte Therapie.* Göttingen: Hogrefe. https://doi.org/10.1026/02834-000

Taubner, S. & Storck, T. (2024). Tiefenpsychologisch fundierte und analytische Interventionen. In T. Teismann, P. Thoma, S. Taubner, A. Wannemüller & K. von Sydow (Hrsg.), *Klinische Psychologie und Psychotherapie. Ein verfahrensübergreifendes Lehr- und Lernbuch* (S. 282–297). Göttingen: Hogrefe.

Tishby, O. & Vered, M. (2011). Countertransference in the treatment of adolescents and its manifestation in the therapist patient relationship. *Psychotherapy Research, 21*(6), 621–630. https://doi.org/10.1080/10503307.2011.598579

Tishby, O. & Wiseman, H. (2014). Types of countertransference dynamics and their impact on the client-therapist relationship. *Psychotherapy Research, 24*(3), 360–375. https://doi.org/10.1080/10503307.2014.893068

Tishby, O. & Wiseman, H. (2022). Countertransference types and their relation to rupture and repair in the alliance. *Psychotherapy Research, 32*(1), 29–44. https://doi.org/10.1080/10503307.2020.1862934

Tmej, A., Fischer-Kern, M., Doering, S., Alexopoulos, J. & Buchheim, A. (2018). Changes in attachment representation in psychotherapy: Is reflective functioning the crucial factor? *Zeitschrift für Psychosomatische Medizin und Psychotherapie, 64*(3), 222–236. https://doi.org/10.13109/zptm.2018.64.3.222

Tsirides, A., Iliopoulou, T. & Louka, P. (2021). Transferred focused psychotherapy vs dialectical behaviour therapy for the treatment of borderline personality disorder: A review of the current RCT-based literature. *Dialogues in Clinical Neuroscience and Mental Health, 4*(2), 91–104.

Tuckett, D. (2007). Ist wirklich alles möglich? *Forum der Psychoanalyse, 23,* 44–64. https://doi.org/10.1007/s00451-006-0288-3

Ulberg, R., Amlo, S., Critchfield, K. L., Marble, A. & Høglend, P. (2014). Transference interventions and process between therapist and patient. *Psychotherapy, 51,* 258–269. https://doi.org/10.1037/a0034708

Ulberg, R., Amlo, S., Hersoug, A. G., Dahl, H.-S. J. & Høglend, P. (2014). The effects of the therapist's disengaged feelings on the in-session process in psychodynamic psychotherapy. *Journal of Clinical Psychology, 70,* 440–451. https://doi.org/10.1002/jclp.22088

Ulberg, R., Amlo, S. & Høglend, P. (2014). Manual for transference work scale; a micro-analytical tool for therapy process analyses. *BMC Psychiatry, 14,* 291. https://doi.org/10.1186/s12888-014-0291-y

Ulberg, R., Frankenberg, A. A., Nerdal, T. B., Johannessen, H., Olsen, J. E., Eide, T. et al. (2013). Countertransference feelings when treating teenagers. A psychometric evaluation of the Feeling Word Checklist-24. *American Journal of Psychotherapy, 67*(4), 347–358.

Ulberg, R., Høglend, P., Marble, A. & Johansson, P. (2012). Women respond more favorably to transference intervention than men: A randomized study of long-term effects. *Journal of Nervous and Mental Disease, 200,* 223–229. https://doi.org/10.1097/NMD.0b013e318247cb6d

Ulberg, R., Hummelen, B., Hersoug, A. G., Midgley, N., Høglend, P. A. & Dahl, H. J. (2021). The first experimental study of transference work-in teenagers (FEST-IT): A multicentre, observer- and patient-blind, randomised controlled component study. *BMC Psychiatry, 21*(1), 106. https://doi.org/10.1186/s12888-021-03055-y

Vanheule, S., Desmet, M., Rosseel, Y. & Meganck, R. (2006). Core transference themes in depression. *Journal of Affective Disorders, 91*(1), 71–75. https://doi.org/10.1016/j.jad.2005.12.012

Velarde, C., Johnson, M.C., Hayes, J.A. & Villarán, V. (2024). Identifying the origins of countertransference using the core conflictual relationship theme method: A multiple case study approach. *Psychotherapy Research, 34*(3), 366–378. https://doi.org/10.1080/10503307.2023.2225723

Volger, I. (2022). *Tiefenpsychologische Paartherapie und -beratung: Ein Leitfaden für die Praxis.* Göttingen: Vandenhoek & Ruprecht. https://doi.org/10.13109/9783666450297

Wachtel, P.L. (1980). Transference, schema, and assimilation: The relevance of Piaget to the psychoanalytic theory of transference. *Annual of Psychoanalysis, 8,* 59–76.

Wampold, B.E., Imel, Z.E. & Flückiger, C. (2018). *Die Psychotherapie-Debatte. Was Psychotherapie wirksam macht.* Göttingen: Hogrefe.

Whyte, C.R., Constantopoulos, C. & Bevans, H.G. (1982). Types of countertransference identified by Q-analysis. *British Journal of Medical Psychology, 55*(2), 187–201. https://doi.org/10.1111/j.2044-8341.1982.tb01497.x

Winnicott, D.W. (1949). Hate in the counter-transference. *International Journal of Psychoanalysis, 30,* 69–74.

Yasky, J., King, R. & O'Brien, T. (2013). *Challenges in treating patients with psychosomatic disorders: Some patterns of resistance, Psychoanalytic Psychotherapy, 27*(2), 124–139. https://doi.org/10.1080/02668734.2013.796567

Yeomans, F. (2007). Questions concerning the randomized trial of schema-focused therapy vs transference-focused psychotherapy. *Archives of General Psychiatry, 64,* 609–610. https://doi.org/10.1001/archpsyc.64.5.609-c

Yeomans, F.E., Clarkin, J.F. & Kernberg, O.F. (2017). *Übertragungsfokussierte Psychotherapie für Borderline-Patienten.* Stuttgart: Schattauer.

Young, Y.E., Klosko, J.S. & Weishaar, M.E. (2008). *Schematherapie. Ein praxisorientiertes Handbuch.* Paderborn: Junfermann.

Zimmermann, J., Stasch, M., Grande, T., Schauenburg, H. & Cierpka, M. (2014). Der Beziehungsmuster-Q-Sort (OPD-BQS): Ein Selbsteinschätzungsinstrument zur Erfassung von dysfunktionalen Beziehungsmustern auf Grundlage der Operationalisierten Psychodynamischen Diagnostik. *Zeitschrift für Psychiatrie, Psychologie und Psychotherapie, 62,* 43–53 https://doi.org/10.1024/1661-4747/a000177.